プロブレムQ&A

目次

プロブレムQ&A

Ⅱ 免疫力を低下させる心配のある添加物

プロブレムQ&A

Ⅶ それほど心配しなくてもいい添加物

プロローグ　食品添加物が危険なこれだけの理由

添加物の安全性は人間で調べられていない

コンビニやスーパーなどで買い物をしていて、「この食品は安全なのだろうか？」とふと疑問に感じることがあるのではないでしょうか。その最大の理由は、安全性の不確かな食品添加物《しょくひんてんかぶつ》が使われているからだと思います。

現在、市販の加工食品のほとんどに添加物が使われています。その添加物の大半は人工的に化学合成されたものであり、中には発がん性が疑わしかったり、免疫力《めんえきりょく》を低下させる可能性があったり、胎児《たいじ》に障害をおよぼす危険性のあるものもあります。したがって、安心して食べることができない食品が数多くあるのです。

市販の加工食品は、すべて二種類の原材料で製造されています。一つは、米、小麦粉、野菜類、果物類、肉類、魚介類、食塩、しょうゆ、みそ、砂糖などの食品原料です。そして、もう一つが、着色料、保存料、甘味料、調味料、酸味料、香料などの添加物です。

米、小麦、野菜類、果物類、肉類、魚介類などの食品原料は、人間の長い食の歴史によって安全性が確認されているものです。食塩、しょうゆ、みそなど人間の手で製造されたものも、同じように人間の長い食の歴史によって安全性が確認されています。

一方、添加物はそうではないのです。盛んに使われだしたのは第二次世界大戦後のことであり、七五年くらいしか経っていません。ですからまだ未知の部分が多く、人間にとって本当に安全なのか不明な点も多いのです。

添加物は食品行政の基本法である食品衛生法によって次のように定義されています。「食品の製造の過程において又は食品の加工若しくは保存の目的で、食品に添加、混和、浸潤その他の方法によって使用する物」(同法第4条)。つまり、食品原料を使って加工食品を製造する際に加工しやすくしたり、保存性を高めるなどの目的で添加するものということです。つまり、添加物は食品原料とは明らかに別物ということなのです。

この添加物の安全性ですが、実は人間で調べられているわけではないのです。ネズミやイヌなどの動物を使った実験によって、毒性が現れるかどうかを観察して判断しているだけなのです。つまり、人間が食べて本当に安全かどうかは分かっていないのです。

添加物と大腸がん・胃がんの関係

添加物には様々な問題がありますが、最大の問題は、がんを引き起こす可能性があるということです。というのも、動物実験によって発がん性が認められたり、発がん性の疑いの強いものが今でも堂々と使われ続けているからです。

たとえば赤色《せきしょく》2号（赤2）という合成着色料は、アメリカでは動物実験の結果「発がん性の疑いが強い」という理由で使用が禁止されました。ところが日本では今も使用が認められ、エナジードリンクやかき氷シロップなどに使われているのです。また輸入のグレープフルーツやオレンジ、レモンなどに使われている防カビ剤のOPP（オルトフェニルフェノール）やOPP‐Na（オルトフェニルフェノールナトリウム）は動物実験で明らかに発がん性が認められたにもかかわらず、今でも使われているのです。ほかにも発がん性が認められたり、その疑いのある添加物が今でも数多く使われているのです。それが日本国内でのがんの発生と深く関わっていると考えられます。

二〇一五年一〇月、世界保健機関（WHO）の一組織である国際がん研究機関（IARC）は、「ハムやソーセージなどの加工肉を食べていると大腸がんになるリスクが高まる」というショッキングな発表を行ないました。これらの加工肉には、亜硝酸《あしょうさん》Na（ナトリウム）と言う添加物が使われていますが、これは発がん性物質に変わることが分かっており、それが大腸がんの原因になっていると考えられます。

また日本の国立がん研究センターの調査では、明太子やたらこなどの塩蔵《えんぞう》魚卵を毎日食べている人は、胃がんになる確率が明らかに高まることが分かっています。その原因はこれらに添加されている亜硝酸《あしょうさん》Naや合成着色料などの添加物と考えられます。

今や日本人の四人に一人以上ががんで亡くなっています。そして、二人に一人ががんを発病しています。日本人が発病するがんの中でもっとも多いのは大腸がんで、二番目が胃がんです（国立がん研究センター『がん統計予測（二〇二二年）』より）。胃も大腸も食べ物が通過する臓器であり、発がんには食べ物が関係していることは間違いなく、大腸がんや胃がんの発生に添加物が関係していると考えられるのです。

したがって、がんを防ぐためには発がん性が明らかなった添加物やその疑いのある添加物を避けることが最も重要なのです。

免疫力低下や先天性障害の心配も

次に添加物は私たちの体の免疫力を低下させている可能性があります。新型コロナウイルス感染症など様々な感染症が脅威となっていますが、その感染や発病を防いでいるのは体の免疫です。外から侵入しようとするウイルスや細菌に対して免疫がいち早く察知し、それらを撃退することによって感染症を予防しているのです。

その重要な免疫は各種の免疫細胞によって形成されていますが、その中心的な役割を果たしているのがリンパ球です。ところが、そのリンパ球を減らしてしまう添加物があるのです。ですから、それを摂取し続けているとリンパ球が減って免疫力が低下してしまい、新型コロナウイルスなどの感染症にかかりやすくなってしまうのです。

さらに胎児に先天性障害を引き起こす危険性のある添加物もあります。その一つが防カビ剤のＴＢＺ（チアベンダーソール）です。これは前出のＯＰＰやＯＰＰ‐Naと同様に輸入のグレープフルーツやオレンジ、レモンなどに使われていますが、動物実験で胎児に先天性障害を引き起こすことが分かっています。しかし今でも使われ続けているのです。

現在、私達の体は知らず知らずのうちに加工食品に含まれる添加物によってむしばまれています。それを防ぐためには、危険性の高い添加物を摂《と》らないようにすることです。すなわち本書のⅠ「がんになりたくなければ、この添加物は食べてはいけない」、Ⅱ「免疫力を低下させる心配のある添加物」、Ⅲ「胎児に障害をもたらす危険性のある添加物」で取り上げた危険性の高い添加物をできるだけ摂らないようにすることです。これを実行することによって、添加物による害の大半は防ぐことができるのです。

プロブレムQ&A

I

がんになりたくなければ、この添加物は食べてはいけない

Q 1 ハムやウインナーソーセージを食べるとがんになるというのは本当ですか？

市販のハムやウインナーソーセージを食べているとがんになるという話を聞いたことがあります。本当なのでしょうか？ 本当だとしたら、なぜでしょうか？

大腸がんなどのがんになるリスクが高まることは間違いありません。

スーパーやコンビニなどには様々な種類のハムやウインナーソーセージが売られています。大手メーカーの日本ハムや丸大食品、プリマハム、伊藤ハムなどの製品、さらに中小メーカーの製品など。それらはいずれも製品の色が黒ずむのを防ぐために添加物の亜硝酸Na（発色剤）が使われています。それがニトロソアミン類という発がん物質に変化するため、がんの発生を高めると考えられます。

ハムの原材料は豚肉ですが、豚肉にはミオグロビンなどの赤い色素が含まれていて、それは時間が経つと酸化して黒っぽく変色するため、しだいにハムは茶色っぽくなってしまいます。そうなると見た目が悪くなって売

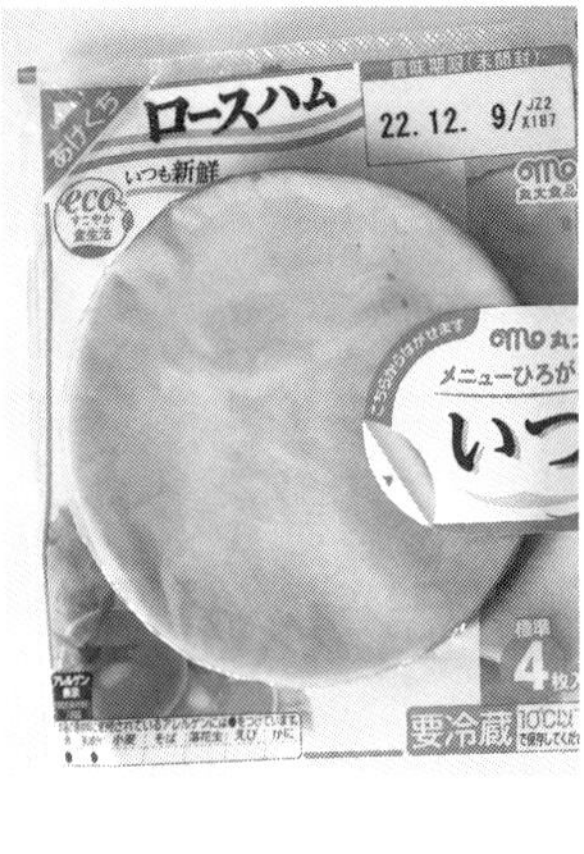

大手ハムメーカー・丸大食品のロースハム

発色剤の亜硝酸Naが添加されている（写真は著者撮影、以下同じ）。

れ行きも悪くなりますから、それを防いできれいな色に保つために発色剤の亜硝酸Naを添加しているのです。

亜硝酸Naは反応性が高く、ミオグロビンなどと反応して、鮮やかな赤い色素を作ります。そのため黒ずむことがなく、美しいピンクに近い色を保つことができるのです。

ところが、亜硝酸塩Naは、肉に多く含まれるアミンという物質とも反応して、ニトロソアミン類という物質に変化してしまいます。実はこの物質には強い発がん性があるのです。ちなみに、アミンは窒素をふくむ物質で植物や動物の体内に含まれ、食肉、魚卵、魚肉に多く含まれています。アドレナリンやノルアドレナリンなどのホルモン、アレルギー物質として知られるヒスタミンなどはアミンの一種です。

国際研究機関が「大腸がんになりやすくなる」と発表

ニトロソアミン類は一〇種類以上知られていて、いずれも動物実験で発がん性が認められています。中でも代表的なＮ‐ニトロソジメチルアミンの発がん性はひじょうに強く、わずか〇・〇〇〇一～〇・〇〇〇五％をえ

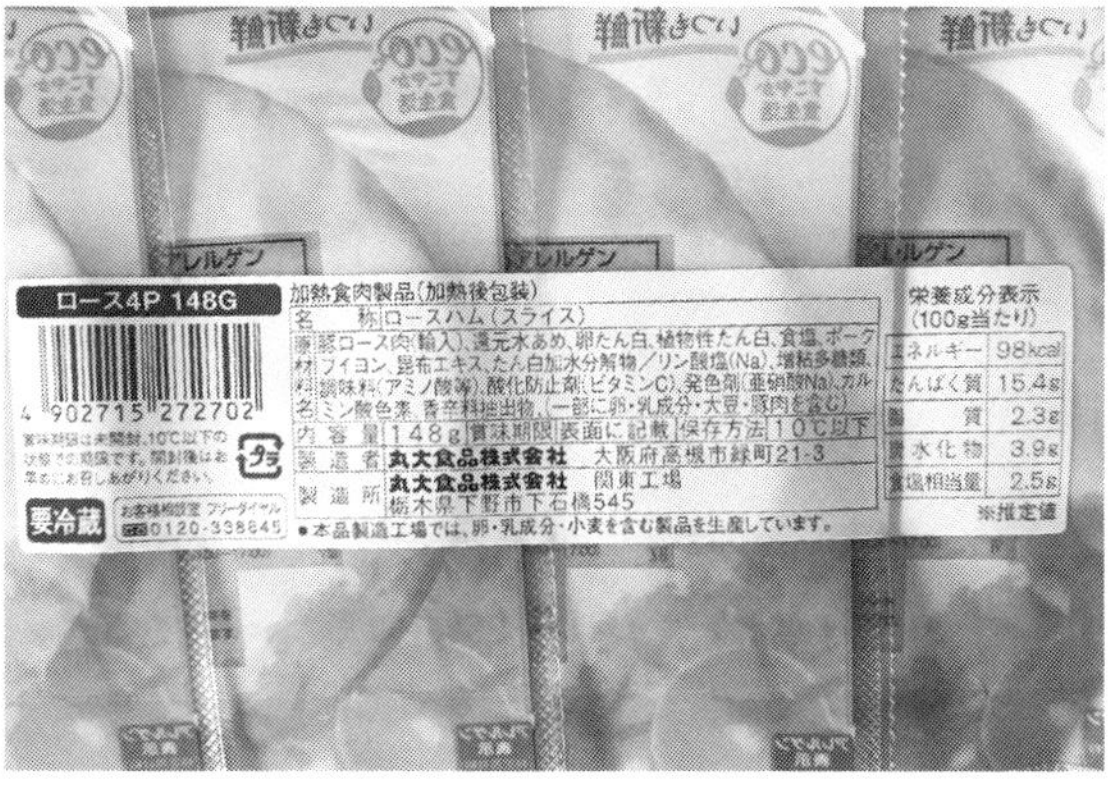

丸大食品のロースハムの原材料名
「発色剤（亜硝酸Na）」の文字がある。酸化防止剤のビタミンCは、亜硝酸Naがニトロソアミン類に変化するのを防ぐ目的で添加されているが、それを十分に防ぐことはできない。

さや飲料水に混ぜてラットにあたえた実験では、肝臓や腎臓にがんの発生が認められています。

ニトロソアミン類は、酸性状態の胃の中でできやすいため、亜硝酸塩Naを含んだハムを食べると、胃の中でそれができる可能性が高いのです。また、ハム自体にニトロソアミン類が含まれていることもあります。したがって、ハムを毎日食べていると、ニトロソアミン類の影響によって、がんが発生しやすくなると考えられるのです。

このことは国際的な研究機関によっても認められています。世界保健機関（WHO）の一機関である国際がん研究機関（IARC）は二〇一五年一〇月、「ハムやソーセージなどの加工肉を食べると、大腸がんになりやすくなる」という発表を行ないました。「これらの加工肉を一日五〇g食べると、結腸や直腸のがんになるリスクが一八％高まる」というのです。もっと多く食べれば、さらにがんの発生リスクは高まることになります。これは、世界の論文約八〇〇本を分析して得られた結論です。

亜硝酸Naは、ハムのほかにウインナーソーセージやベーコン、サラミ、ビーフジャーキーなどにも使われています。これらは豚肉または牛肉を原

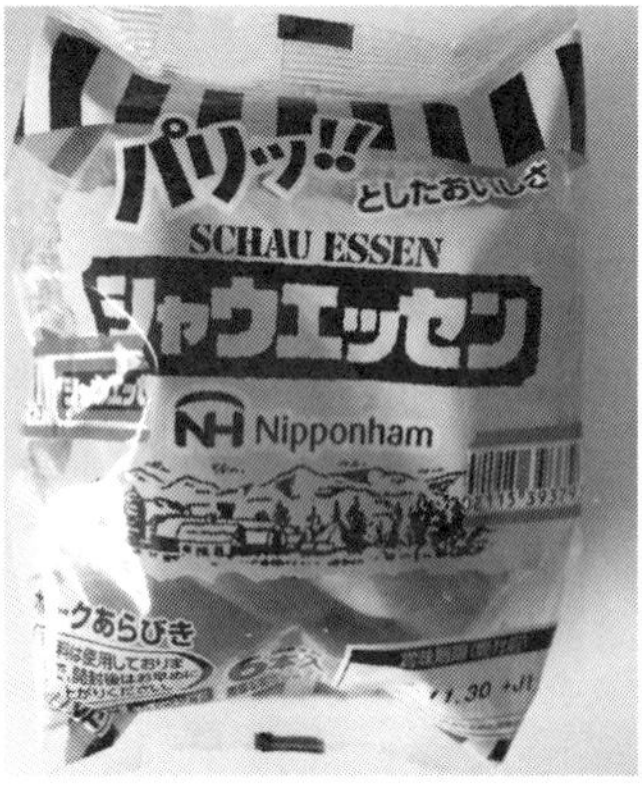

大手ハムメーカー・日本ハムのウインナー［シャウエッセン］

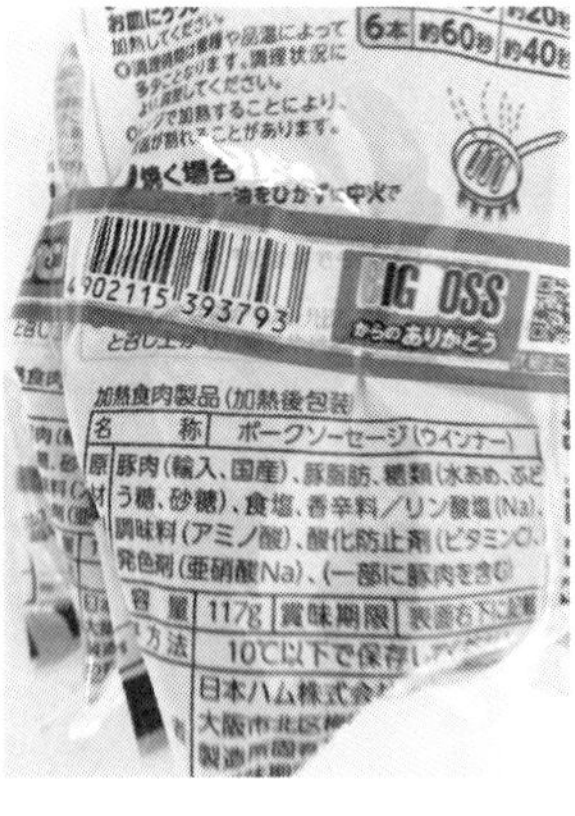

原材料名に「発色剤（亜硝酸Na）」の文字がある。

料として作られていますが、亜硝酸Naがハムと同様にそれらに含まれるアミンと反応して、ニトロソアミン類ができます。そのためハムと同じ危険性があるのです。とくにウインナーソーセージは、お子さんが好んで食べる食品なので、注意したいものです。

安全なハムやウインナーも売られている

そもそも亜硝酸Na自体がとても毒性の強い化学物質であり、本来ならば食品には添加すべきものではありません。亜硝酸Naが添加されたハムは、常温で数カ月間放置しておいても腐ることがありません。それだけ亜硝酸Naには細菌の増殖を抑える力があるということですが、裏を返せばそれだけ毒性が強いということです。

亜硝酸Naによる中毒例をもとに計算された人間の致死量は、〇・一八〜二・五gです。最小の「〇・一八g」は、猛毒として知られる青酸カリ（シアン化カリウム）の致死量〇・一五gに近い値です。したがって、ハムやウインナーなどに添加された亜硝酸Naの量が多いとそれを食べた人が中毒を起こしますから、添加できる量は厳しく制限されています。しかし、

信州ハムのグリーンマークシリーズのハム

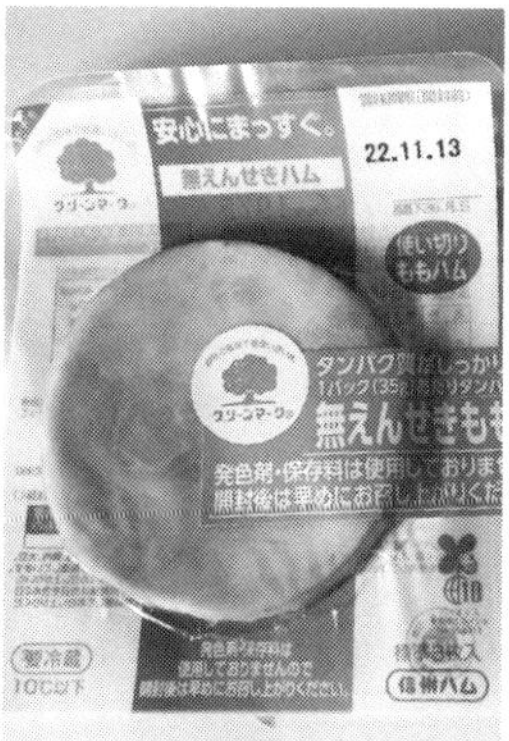

原材料名に「発色剤（亜硝酸Na）」の文字はない。卵殻カルシウムと香辛料抽出物は天然添加物で、いずれも安全性に問題はない。

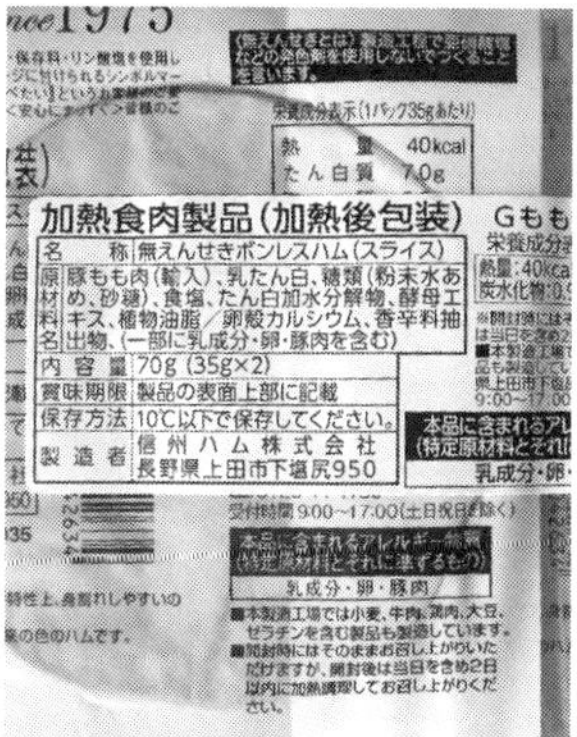

そもそもこれほど毒性の強いものを食品に添加していいものなのか、疑問を感じざるを得ません。

ところで、市販のハムやウインナー、ベーコンでも亜硝酸Naを使っていない製品があります。信州ハム（長野県上田市）のグリーンマークシリーズのハムやウインナー、ベーコンです。これらには、亜硝酸Naが添加されていないので、ニトロソアミン類ができる心配はありません。

さらにセブン&アイホールディングスの「セブンプレミアム　無塩せきスライスハムロース」、「同　無塩せきポークウインナー」、「同　無塩せきベーコン」、イオンの「トップバリュ無えんせき　ローススライス」、「同　ポークほそびきウインナー」「同　ポークあらびきウインナー」、「同　ベーコンスライス」なども亜硝酸Naは添加されていません。ちなみに「セブンプレミアム」と「トップバリュ」のこれらの製品の製造元は信州ハムです。

このほかJA高崎ハムの「無塩せきロースハム」、「無塩せきあらびきウインナー」、「無塩せきベーコン」も、亜硝酸Naは添加されていません。

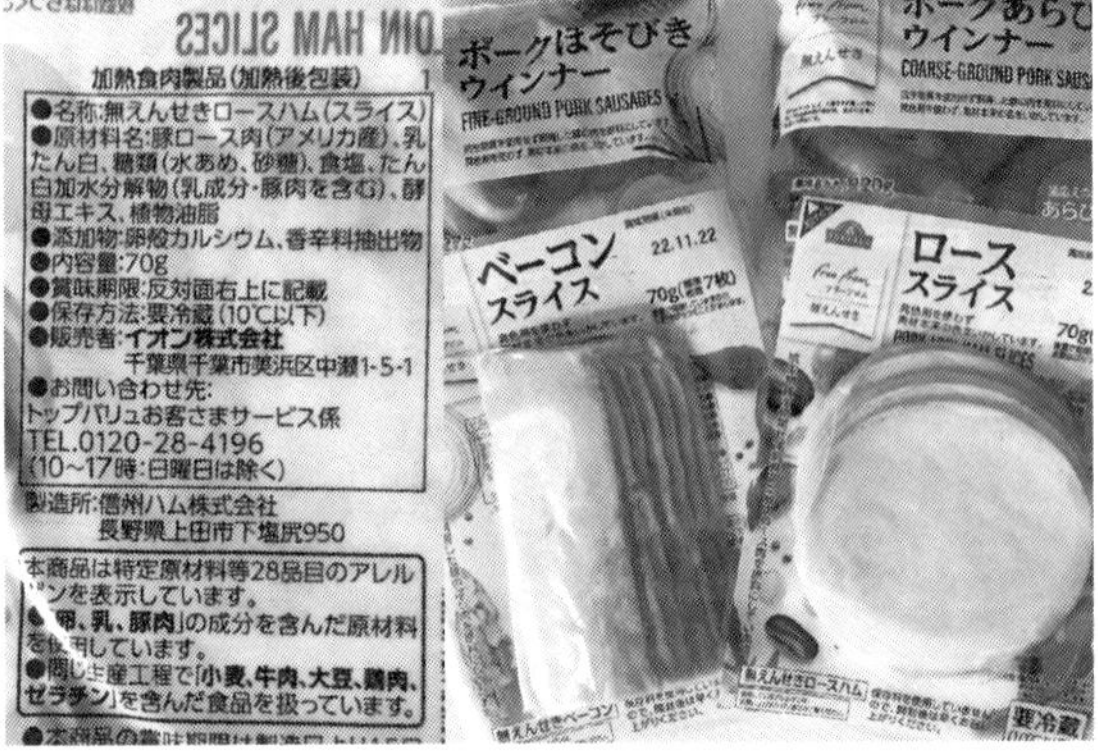

イオンの「トップバリュ無えんせきローススライス」、「同ベーコンスライス」、「同ポークあらびきウインナー」、「同ポークほそびきウインナー」

いずれの製品も発色剤の亜硝酸Naは使われていない。

Q2 明太子やたらこは一番危険な食品と聞きましたが、なぜですか？

赤く着色された明太子、あるいはたらこは食品の中でもっとも危険なので、食べない方がよいという話を聞いたことがあります。どうしてなのでしょうか？

明太子やたらこが危険性の高い食品であることは間違いありません。

「明太子をご飯の上にのせて食べるのが大好き」「明太子を晩酌のつまみにしている」という人は少なくないと思います。しかし私は明太子を食べる気になれませんし、実際に食べません。なぜなら毒性の強い発色剤の亜硝酸Naのほか、発がん性の疑いのあるタール色素が添加されているからです。

明太子の原料となるスケトウダラの卵子には、豚肉と同様にミオグロビンなどの赤い色素がふくまれています。そのため時間がたつとそれが酸化して黒ずんでいってしまい、食欲を失わせるような色になってしまいます。それを防ぐためにハムと同様に亜硝酸Naが添加さているのです。

しかし魚の卵子にはアミンがとくに多く含まれており、亜硝酸Naはそれとも反応してしまい、ニトロソアミン類ができてしまうのです。

ちなみに明太子と同様におかずや酒の友として人気のあるたらこも、同じく亜硝酸Naが添加されているので、同じ問題があります。

加えて明太子やたらこには赤く着色するためにタール色素という合成着色料が使われており、さらに危険性を増しているのです。というのも、タール色素は発がん性の疑いあるものが多いからです。

タール色素の危険性

タール色素は、一九世紀の中ごろに主にドイツで開発されました。コールタールを原料に作られていたためこの名前が付けられましたが、その後コールタールに発がん性のあることが分かったため、現在は石油製品から作られています。

タール色素は、自然界に存在しない化学合成物質です。現在、食品添加物として認められているのは、**赤色2号、赤色3号、赤色40号、赤色102号、赤色104号、赤色105号、赤色106号、黄色《おうしょく》4号、黄色5号、青色《あおいろ》1号、青色2**

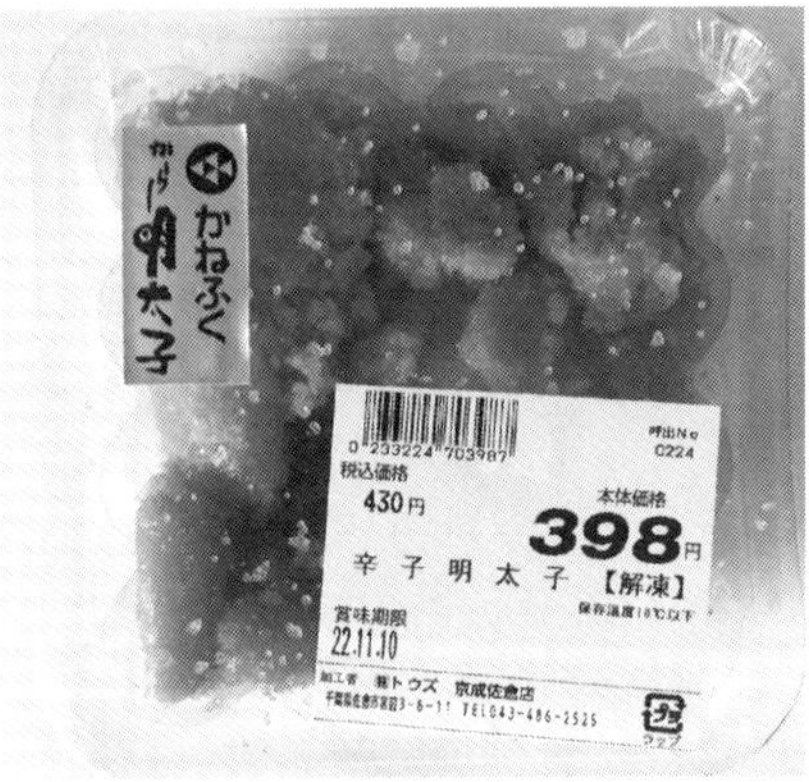

代表的な辛子明太子
発色剤の亜硝酸Naとタール色素が添加されている。

号、緑色《みどりいろ》3号の一二品目です。しかし、いずれも動物実験やその化学構造から発がん性の疑いが持たれているのです。

とくに赤色2号については、アメリカでのラットを使った実験で発がん性の疑いが強いという結果が出て、同国では使用禁止になりました。ところが、日本では今でも使用が認められているのです。赤色2号の化学構造は、赤色40号や赤色102号、黄色5号と似ているので、これらも発がん性の可能性が高いといえます。明太子やたらこによく使われているのは、赤色40号、赤色102号、赤色106号、黄色4号、黄色5号などです。

今や日本人の二人に一人ががんを発病していますが、一番多いのは大腸がんで、二番目は胃がんです。それらのがん、とくに胃がんと明太子やたらこが深く関わっている可能性が高いのです。なぜなら次のような疫学《えきがく》データがあるからです。

明太子やたらこが胃がん発生率を高める！

国立がん研究センター「がん予防・検診研究センター（現・社会と健康研究センター）」の津金昌一郎センター長らは、四〇～五九歳の男性約二万人

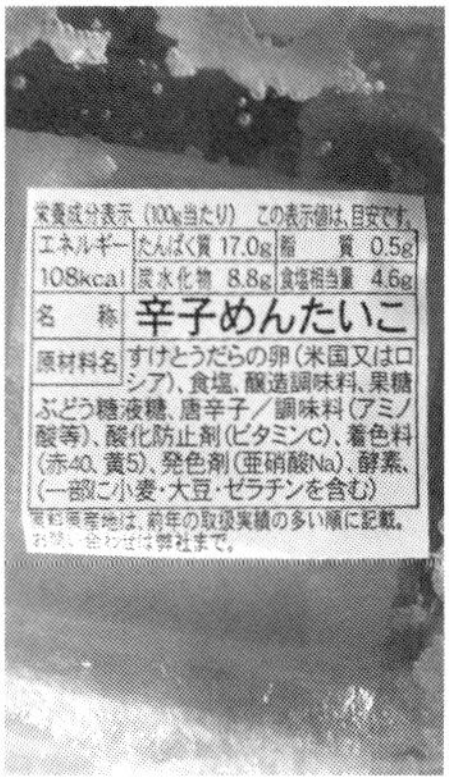

右の代表的な辛子明太子の原材料名「発色剤（亜硝酸Na）」、「着色料（赤40、黄5）」の文字がある。

を対象に、食生活とがんとの関係について約一〇年間追跡調査を行ないました。その結果、食塩摂取量の多い男性ほど胃がんの発生リスクが高いことが分かり、とくに明太子やたらこなどの塩蔵魚卵を頻繁に食べている人ほど発生リスクが高かったのです。

この調査では、塩蔵魚卵を「ほとんど食べない」「週一〜二日」「週三〜四日」「ほとんど毎日」に分類しました。そして、それぞれのグループについて胃がんの発生率を調べたのです。

その結果、「ほとんど食べない」人の胃がん発生率を一とすると、「週一〜二日」が一・五八倍、「週三〜四日」が二・一八倍、そして「ほとんど毎日」は二・四四倍にも達していました。

つまり、塩蔵魚卵をたくさん食べている人ほど発生率が高くなるという、比例関係になっていたのです。したがって塩蔵魚卵が胃がんの発生率を高めているということは、ほぼ間違いないということなのです。

ニトロソアミン類とタール色素のダブルパンチ

その理由について、津金センター長は「塩分濃度の高い食品は粘液を溶かしてしまい、胃粘膜が強力な酸である胃液によるダメージをもろに受けます。その結果、胃の炎症が進み、ダメージを受けた胃の細胞は分裂しながら再生します。そこに、食べ物などと一緒に入ってきた発がん物質が作用して、がん化しやすい環境を作るのではないかと推測されています」（津金昌一郎著『がんになる人　ならない人』講談社刊より）と分析しています。

つまり、食塩を多くとることで胃の粘膜が荒れてしまいます。しかし、粘膜は再生されて元の状態に戻っていきます。ところが再生する際に、すなわち胃粘膜の細胞が分裂する際に、何らかの発がん物質が作用することによってがんが発生しやすくなるということなのです。

その「発がん物質」こそが、添加された亜硝酸が変化してできたニトロソアミン類と考えられるのです。さらに赤色40号や黄色5号などのタール色素がそれを助長していると考えられます。つまり、これらの添加物によって胃がんの発生率が高まっており、また大腸がんの発生率もおそらく高まっていると考えられるのです。

Q3 輸入の柑橘フルーツには発がん性の添加物が使われているのですか?

外国から輸入されるオレンジ、グレープフルーツ、レモンは輸送の途中でカビや腐敗を防ぐために、発がん性の添加物が使われているというのは本当ですか?

本当です。今でも発がん性のある添加物が使われています。

オレンジ、グレープフルーツ、レモン、あるいはライムやスイーティー(グレープフルーツとブンタンの交配種)などのかんきつ類は、アメリカ、オーストラリア、南アフリカ、イスラエルなど日本から遠く離れた国々から船で長期間かけて運ばれてきます。そのため輸送の間にカビが生えたり、腐ったりする心配があります。そこで防カビ剤(防ばい剤)が使われています。

防カビ剤はいく種類かありますが、明らかに発がん性が認められているものがあります。OPP(オルトフェニルフェノール)とOPP-Na(オルトフェニルフェノールナトリウム)です。これらが食品添加物として使用が認可（指定）されたのは、一九七七年のことです。この認可によって、アメリカからオレンジやグレープフルーツなどを輸入することが可能になったのです。

ＯＰＰとＯＰＰ‐Naに発がん性が認められる

ところが、ＯＰＰはもともと農薬として使われていたもので、安全性が懸念されました。

そこで東京都立衛生研究所（現・東京都健康安全研究センター）では、動物を使ってＯＰＰの毒性を調べる実験を行ないました。

そして、ＯＰＰを一・二五％含むえさをラットに九一週間食べさせるという実験を行なったところ、八三％という高い割合で膀胱がんが発生しました。

またＯＰＰ‐Naについては、〇・五〜四％を含むえさをラットに九一週間投与したところ、二％投与群で膀胱や腎臓に九五％という、さらに高い割合でがんが発生しました。つまり、ＯＰＰとＯＰＰ‐Naに発がん性が認められたのです。

しかし、当時の厚生省はこれらの実験結果を受け入れようとはしませんでした。「国の研究機関で追試を行なう」と言って、棚上げにしてしまったのです。

そして追試を行なった結果、がんの発生は認められなかったとして、OPPやOPP - Naの使用を禁止しませんでした。そのため今でもオレンジやグレープフルーツ、レモンなどに使われているのです。

アメリカ政府との関係悪化を避ける

この時日本政府は、アメリカ政府との関係を良好に保つことのほうを選択したと考えられます。もし東京都立衛生研究所の実験結果を受け入れて、OPPとOPP - Naを使用禁止にすれば、アメリカ側はかんきつ類を日本に輸出することが困難になります。その結果、貿易摩擦が発生し、アメリカ政府との関係が悪化するのは火を見るより明らかでした。それを日本政府は避けたかったのでしょう。

東京都健康安全研究センターでは毎年輸入かんきつ類を検査していますが、二〇一八年四月から二〇二一年三月に都内で流通していたアメリカ産

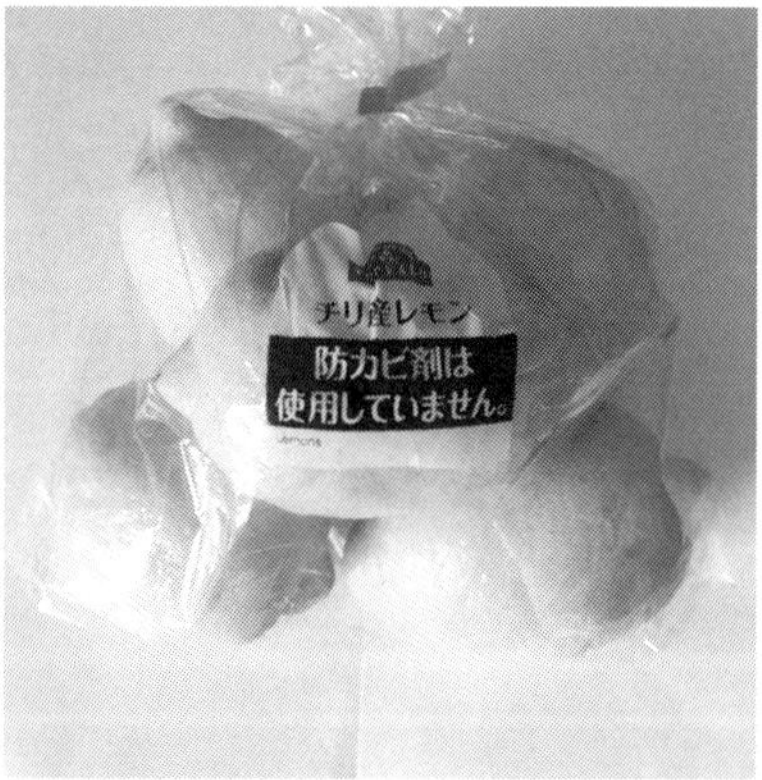

千葉県内のイオンで売られていたレモン
チリ産ではあるが、防カビは使われていないとの表示。

とトルコ産のグレープフルーツから、一ppm未満（ppmは一〇〇分の一を表す濃度の単位）の範囲でＯＰＰが検出されました。微量ではありますが、発がん性のある化学物質はしきい値（これ以下なら安全と言う数値）がないので、やはり危険といえるでしょう。

Q4 輸入の柑橘フルーツに使っている添加物がほかにもあったら教えて下さい。

アメリカやオーストラリア、南アフリカなど遠い国から運ばれてくるオレンジ、グレープフルーツ、レモンなどにはほかにどんな添加物が使われていますか？

ＯＰＰやＯＰＰ－Na以外にも危険性の高い防カビ剤が、今も平然と使われています。その一つがイマザリルです。

イマザリルが認可されたのは一九九二年のことです。しかし、その経緯はまったく信じられないような、ひどいものでした。

この当時アメリカから輸入されたレモンについて、東京都内の市民グループが検査したところ、ある農薬が検出されました。それがイマザリルだったのです。

イマザリルは殺菌剤の一種で、アメリカではポストハーベスト（収穫後の農薬使用）として使われていたのです。

イマザリルはこの当時日本では添加物として認可されていませんでした。

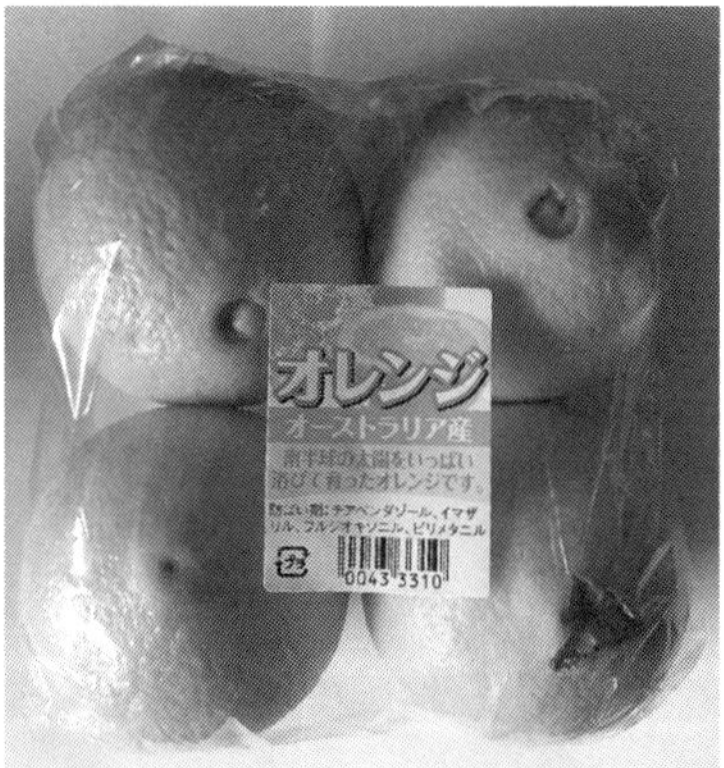

オーストラリア産のオレンジ
防カビ剤がいくつも使われている。

したがって、それがレモンから検出されたということは、食品衛生法に違反することになり、そのレモンは当然廃棄されるべきものでした。

イマザリル、即認可の理不尽

ところが、当時の厚生省は驚くべきことを行なったのです。なんとすぐさまイマザリルを添加物として認可してしまったのです。つまり、またしてもアメリカ側の利益を優先させたのです。

イマザリルは急性毒性が強く、ラットを半数死亡させる経口致死量は、体重一kg当たり二七七～三七一mgです。この値に基づいたヒト推定致死量は二〇～三〇g。また、イマザリルを〇・〇一二、〇・〇二四、〇・〇四八%含むえさでマウスを育てた実験では、そのマウスから生まれた子どもに、授乳初期の体重増加抑制と神経行動毒性が認められました。

さらに東京都立衛生研究所がマウスにイマザリルを投与した実験では、繁殖・行動発達に抑制がみられました。妊娠マウスに投与した実験では、内反足《ないはんそく》・内反手《ないはんしゅ》の子どもの数が増加しましたが、用量との相関関係は認められませんでした。

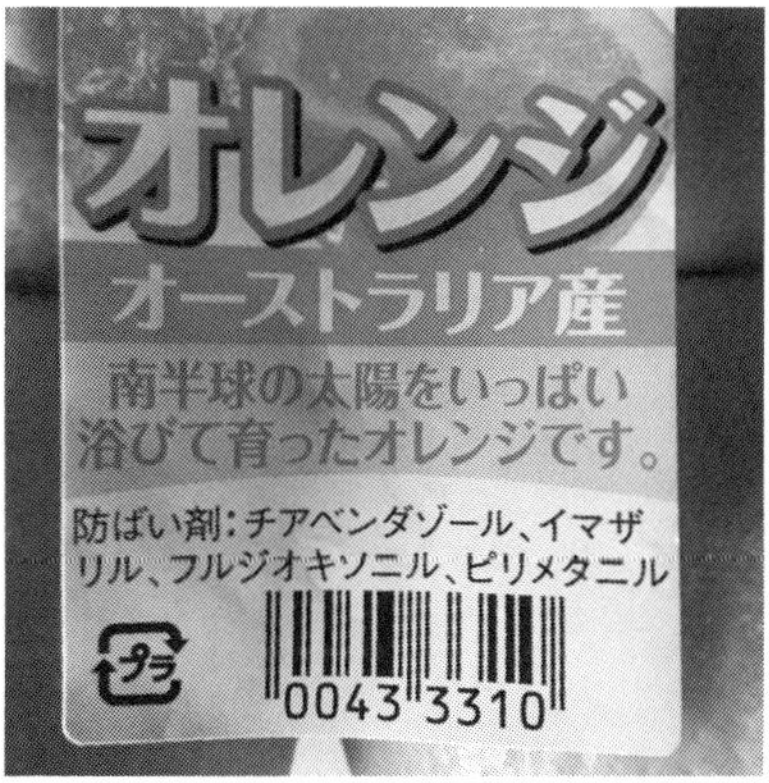

オーストラリア産オレンジのラベル
防カビ剤（防ばい剤）のチアベンダゾール（TBZ）、イマザリル、フルジオキソニル、ピリメタニルが使われている。

次々に農薬を添加物として認可

その後も厚生労働省は、危険性の高い防カビ剤を次々に認可していきました。それらは、フルジオキソニル、ピリメタニル、アゾキシストロビン、プロピコナゾールの四品目に上ります。

・フルジオキソニル

もともとは農薬として使われていたものです。マウスを使った実験で、リンパ腫の発生率を増加させることが分かりました。

・ピリメタニル

もともとは農薬として使われていたもので、ラットを使った実験で、甲状腺に腫瘍の発生が認められました。

・アゾキシストロビン

もともとは農薬として使われていたもので、ラットを使った実験で、胆管炎や胆管壁肥厚《たんかんへきひこう》、胆管上皮過形成《たんかんじょうひかけいせい》などが認められました。

・プロピコナゾール

もともとは農薬として使われていたもので、マウスを使った実験で、肝細胞腫瘍《しゅよう》の発生が認められました。

毎年輸入かんきつ類からイマザリルを検出

東京都健康安全研究センターでは、毎年都内で売られている輸入かんきつ類を検査していますが、イマザリルはグレープフルーツ、レモン、オレンジ、マンダリンなどから高い割合で検出されています。

レモンやオレンジが袋に入っている場合は、その袋に使用されている防カビ剤の具体名（物質名）が表記されているので、注意して見て下さい。たとえば、「防カビ剤（イマザリル）」、「防カビ剤（ＯＰＰ）」といった具合に表示されています。なおグレープフルーツやスイーティー、オレンジなどでバラ売りされている場合、プレートやポップなどを設置して、そこに使用されている防カビ剤の物質名を表記することになっています。

ちなみに国産のレモンやオレンジの場合、輸送にそれほど日数がかからないため、カビが生えたり、腐ったりする心配が少なく、一般に防カビ剤は使われていません。

Q5 栄養ドリンクやエナジードリンクに使われている保存料は安全ですか？

栄養ドリンクやエナジードリンクには「保存料（安息香酸Na）」という表示のある製品があります。こうした保存料は、安全なのでしょうか？

安息香酸《あんそくこうさん》Naは合成保存料の一つで毒性が強く、発がん性物質に変わることがあります。

栄養ドリンクはビタミンやアミノ酸、炭水化物などの栄養成分を含んでいるため腐りやすく、それを防ぐために保存料が使われています。そしてよく使われているのが安息香酸Naです。安息香酸Naはエナジードリンクや炭酸飲料にも使われています。

安息香酸Naは細菌やカビ、酵母など様々な微生物の繁殖を抑える力があります。そのため栄養ドリンクやエナジードリンクなどに添加されているのです。

しかし毒性が強く、二％および五％を含むえさでラットを四週間飼育し

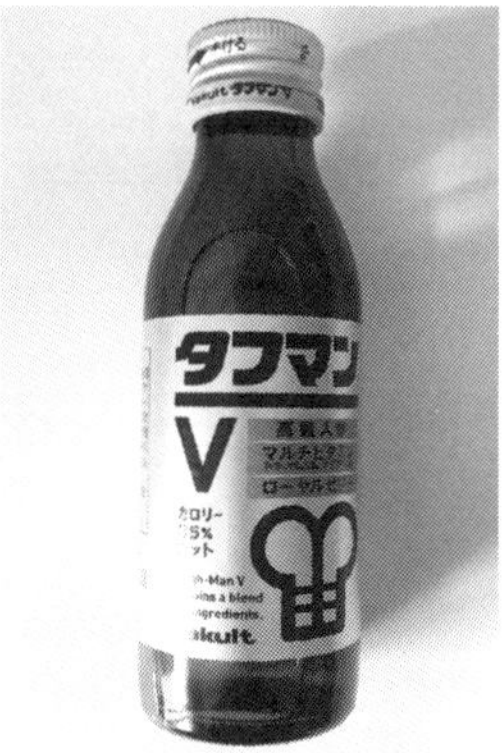

ヤクルトの栄養ドリンク「タフマン」

合成保存料の安息香酸Naが添加されている。

た実験では、五％投与群ですべてが過敏状態、尿失禁、けいれんなどを起こして死亡しました。

栄養ドリンクやエナジードリンクは分類上、清涼《せいりょう》飲料水に当たり、その場合、安息香酸Naの添加できる量は、原料一kg当たり〇・六g（安息香酸として）です。したがって、製品に含まれる量は最大で〇・〇六％と少ないのですが、胃や腸などの細胞に悪影響をあたえないのか懸念されます。

さらに安息香酸Naは、人間に白血病を引き起こすことが認定されているベンゼンに変化することがあるので要注意です。

ベンゼンが白血病を起こすことが明らかに

ベンゼンは原油に含まれている物質で、プラスチックや接着剤、樹脂などを製造する際に原料として使われていますが、人間に白血病を起こすことが分かったのは、二〇世紀前半のことです。

靴製造の盛んだったイタリアでは、それに従事する人の間で白血病が多く発生していました。その原因として疑われたのが、にかわの溶剤として使われていたベンゼンでした。

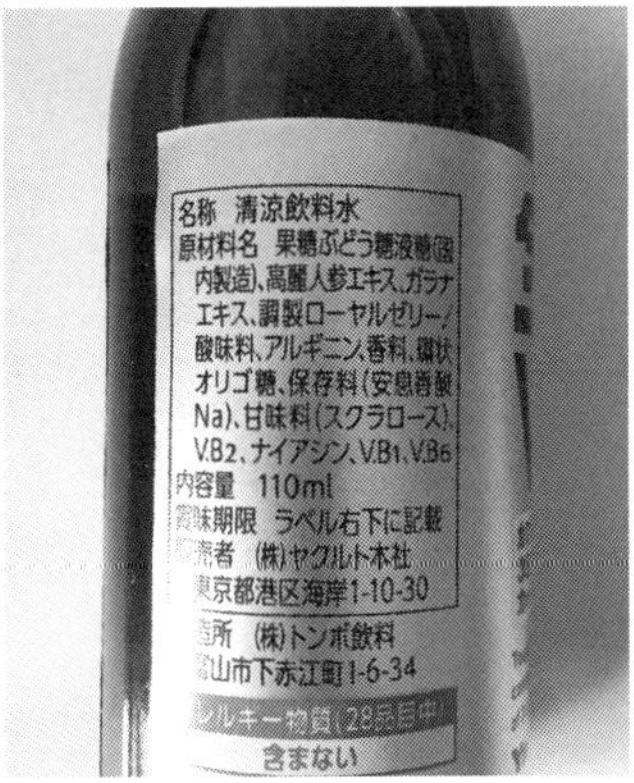

［タフマン］の原材料名
「保存料（安息香酸Na）」の文字がある。

そして一九二八年にはフランスの研究者が、ベンゼンによると思われる最初の白血病の報告を行ないました。その後イタリアでは白血病の患者が多く発生し、その割合は諸外国に比べて数倍も高いものでした。靴工場では、にかわを扱う職場の空気中のベンゼンの濃度が二〇〇～五〇〇ppmと高く、そこで働く人々が白血病になる確率は通常の人の二〇倍も高かったといいます。

そのため、イタリアでは一九六三年以降、にかわやインクにベンゼンを使用することが禁止されました。世界保健機関（WHO）の一機関である国際がん研究機関（IARC）はベンゼンについて、「ヒトに対する発がん性がある」と認定しています。

市販の飲料からベンゼンを検出

実は市販されている飲料にこのベンゼンが含まれていることがあるのです。二〇〇六年三月にはイギリスで飲料からベンゼンが検出されたため、製品が回収されるという事件がありました。添加されていた合成保存料の安息香酸（安息香酸Naの類似物質）とビタミンCとが化学反応を起こし、べ

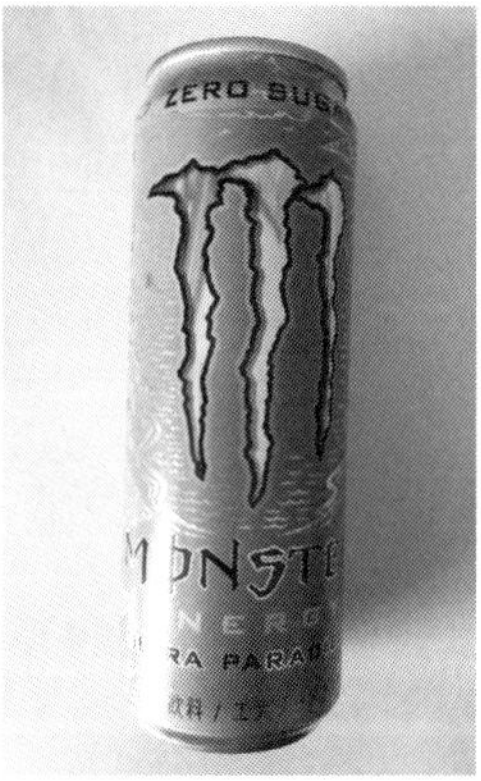

代表的なエナジードリンクの「モンスターエナジー」
合成保存料の安息香酸Naが使われている。

ンゼンが発生していたのです。

日本でも同様に安息香酸または安息香酸Na、さらにビタミンCが添加された飲料が出回っています。ということは、それらにベンゼンが発生している可能性があるのです。

そこで、消費者団体の日本消費者連盟が二〇〇六年から二〇〇七年にかけて、市販の清涼飲料水二品目、ドリンク剤一一品目、健康飲料八品目の計二一品について検査したところ、一六品目からベンゼンが検出されたのです。検出値の範囲は最大が七・四μg／ℓ、最小は〇・二四μg／ℓでした。最大値が検出されたのは精力ドリンク剤でした。

ベンゼンについては、水道水の水質基準値が一〇μg／ℓ以下と定められていますが、それを超える製品はありませんでした。とはいっても、ベンゼンが含まれている飲料を毎日飲み続けると、それだけ白血病になるリスクが高くなると考えられるので、飲むのは止めたほうがいいでしょう。

安息香酸Na入りは避けたほうが無難

たとえベンゼンができていなくても、保存料の安息香酸Naが添加されて

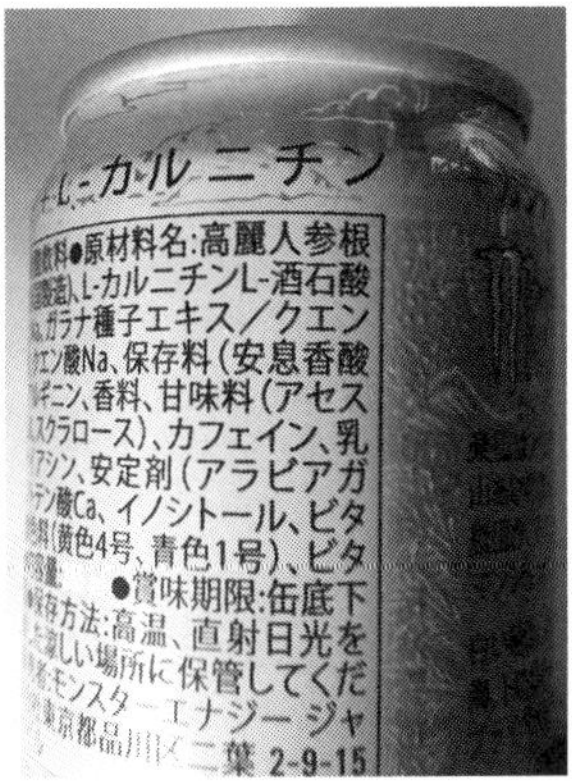

【モンスターエナジー】の原材料名

「保存料（安息香酸Na）」の文字がある。

いる飲料はなるべく避けたほうが賢明です。というのも、安息香酸Naは細胞の遺伝子を変異させる可能性があるからです。

安息香酸Naとベンゼンの化学構造は似ています。すなわち、ベンゼンに「-COONa」が結びついたのが安息香酸Naなのです。したがって、ベンゼンが遺伝子を変異させて白血病を起こすということは、安息香酸Naも同様に遺伝子を変異させる可能性があるということです。

また何かが安息香酸Naに作用して、「-COONa」が取れてしまえば容易にベンゼンになってしまうのです。その「何か」の一例がビタミンCであり、実際に市販の飲料にベンゼンが含まれていたのです。

ビタミンC以外でも、安息香酸Naをベンゼンに変化させるものがあると考えられます。ですから安息香酸Naまたは安息香酸が添加されている栄養ドリンクやエナジードリンク、炭酸飲料などはなるべく飲まないようにしたほうがよいでしょう。

Q6 回転寿司のガリは食べない方がいいと聞きましたが、本当ですか？

回転寿司店によく行きますが、ガリを食べると変な甘さを感じます。「人工的な甘味料が使われている」と聞いたことがありますが、食べない方がいいですか？

回転寿司のガリは食べない方がよいでしょう。

私も回転寿司店にはたまに行きますが、そこのガリは食べません。なぜなら口に入れた際に苦いような、変な甘みを感じるからです。これは合成甘味料《ごうせいかんみりょう》（人工甘味料）が使われているためです。

回転寿司店は数多くの種類のお店がありますので一概には言えませんが、寿司を大量に作って出している店では、一般的に合成甘味料のサッカリンNaなどの添加物が使われたガリを出しているケースが多いのです。砂糖を使うと短期間で腐る心配がありますが、サッカリンNaは細菌のえさにならないので、腐ることがありません。

サッカリンNaは、日本で古くから使われている合成甘味料で、添加物として認可されたのは一九四八年と、第二次世界大戦後まもなくのことです。

しかし、一九七〇年代になって、アメリカからサッカリンNaに発がん性があるという情報がもたらされました。サッカリンNaを五％含むえさをラットに二年間食べさせた実験で、子宮がんや膀胱がんの発生が認められたというのです。そこで厚生省は、一九七三年四月にサッカリンNaの使用を禁止する措置をとりました。

サッカリンNaは発がん疑惑物質

ところがその後、この実験に使われていたサッカリンNaには不純物が含まれていて、それががんを発生させたという説が有力になりました。そのため、同じ年の一二月に使用禁止が解かれて、再び使えるようになったのです。

しかし、一九八〇年に発表されたカナダの実験では、サッカリンNaを五％含むえさをラットに二世代に渡って食べさせたところ、二代目のオス四五匹中八匹に膀胱がんが発生しました。

ただし、その後になってサッカリンNaに発がん性がないことを示す実験結果が発表されたりして、未《いま》だに使用が認められているのです。

サッカリンNaは、人間に白血病を起こすことが認定されているベンゼンという物質に二酸化硫黄（SO_2）を結合させ、さらに窒素（N）や酸素（O）、そしてNaが結合したもので、その化学構造を見る限り、どうみてもベンゼンよりも毒性が強そうなのです。それが今でも添加物として認められているのですから、なんとも恐ろしい限りです。

現在、サッカリンNaが添加された食品はそれほど多くありませんが、スーパーで売られている握り寿司のガリにも使われていることがあります。またスーパーでは赤い酢だこが売られていますが、それにも使われていることがあります。赤い酢だこは赤系のタール色素も使われているので、二重の危険性があります。

歯磨き剤にも使われている

食品にはそれほど使われていないサッカリンNaですが、意外なものに使われています。それは、歯磨き剤（歯磨き粉）です。サッカリンNaを配合した歯磨き剤はとても多くて、代表的な歯磨き剤にはたいてい使われていま

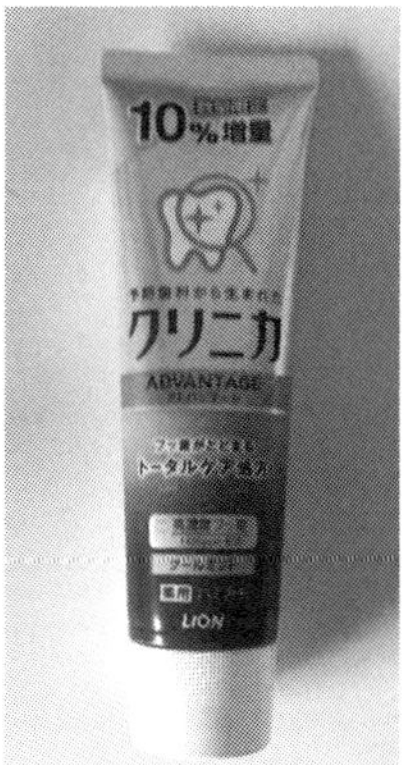

ライオンの歯磨き剤［クリニカ］
サッカリンNaが配合されている。

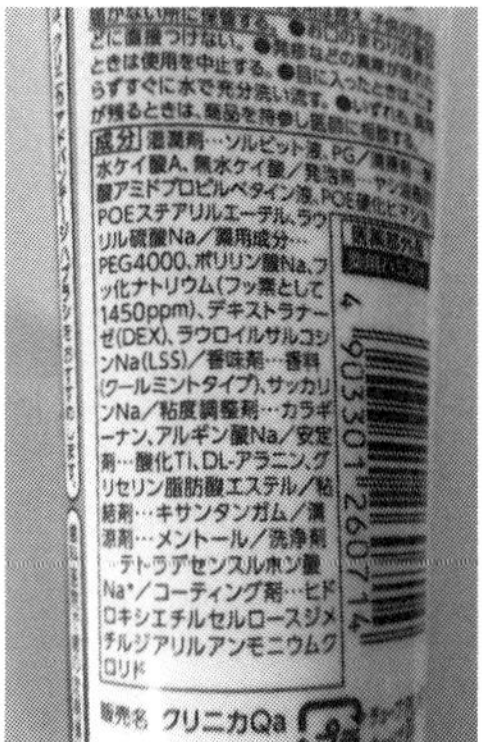

［クリニカ］の成分表示
「サッカリンNa」の文字がある。

す。

　歯磨き剤は食品と違って、胃の中に入るものではありませんが、水で口をすすいでもサッカリンNaなどの成分が微量口内に残留することになります。

　サッカリンNa入りの歯磨き剤を使って歯を毎日磨くということは、発がん性の疑いのあるサッカリンNaが毎日口内に残留するということです。それは微量ですが、発がん物質には「しきい値」がないので危険といえます。

　しきい値とは、これ以下なら安全という値のことです。がんを引き起こす放射線もしきい値がありません。発がん物質も放射線も、遺伝子変異というミクロの世界の現象を引き起こすものであり、ごくごく微量でも悪影響をあたえるため、しきい値を求めることが困難なのです。

　したがって、微量でもサッカリンNaが口内に残留した場合、発がんのリスクは高まると考えられます。

ヨードうがい薬にも配合

　さらに、サッカリンNaはヨードうがい薬にも使われています。新型コロ

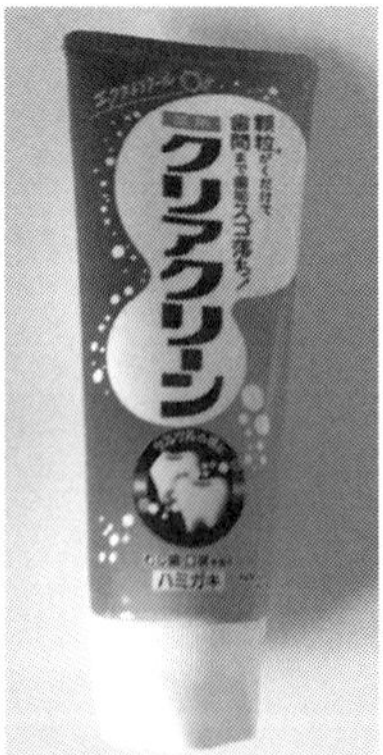

花王の歯磨き剤［クリアクリーン］
サッカリンNaが配合されている。

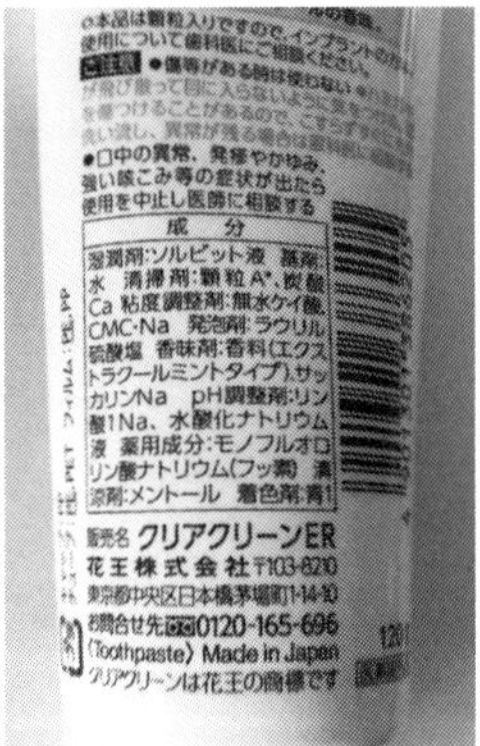

［クリアクリーン］の成分表示
「サッカリンNa」の文字がある。

ナウイルス感染症やインフルエンザの予防のためにうがいをよくしているという人は多いと思いますが、ヨードうがい薬を使っている人もいるでしょう。

市販されているヨードうがい薬は、何種類か出ていますが、基本的にはどれも同じです。溶液一mℓ中にポピドンヨードという有効成分を七〇mg（約七％）含んでいます。ポピドンヨードとは、ヨウ素（ヨード）をポリビニルピロリドンという化学物質に結合させたもので、日本薬局方に収載された医薬品です。なお溶液が茶色い色をしているのは、ヨードが水に溶けているためです。

そのほかは、エタノール、ℓ-メントール、サッカリンNa、香料などの薬用添加物が使われています。ちなみに［イソジンうがい薬］（ムンディファーマ）や［明治うがい薬］（明治）など代表的なヨードうがい薬にはサッカリンNaが配合されています。

ヨードうがい薬を使って毎日うがいするということは、サッカリンNaが毎日口内やのどに残留して、それらの細胞に影響をあたえるということです。

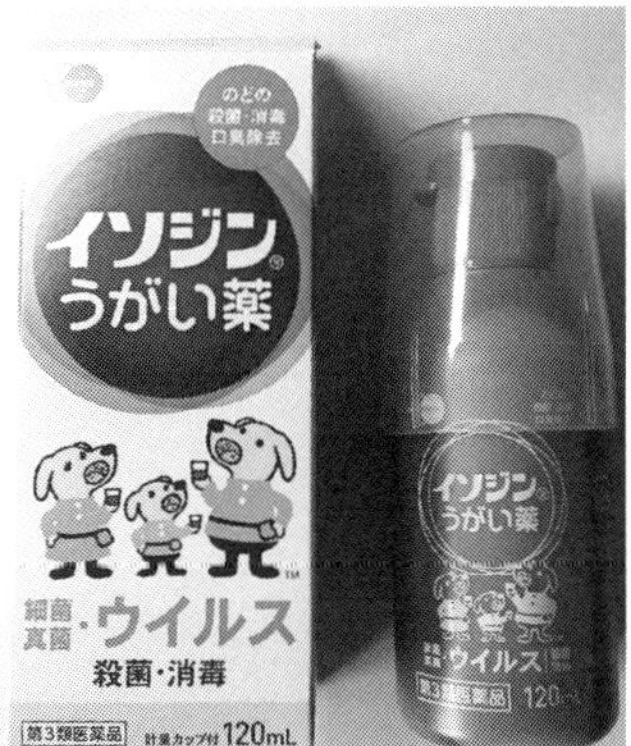

［イソジンうがい薬］
サッカリンNaが配合されている。

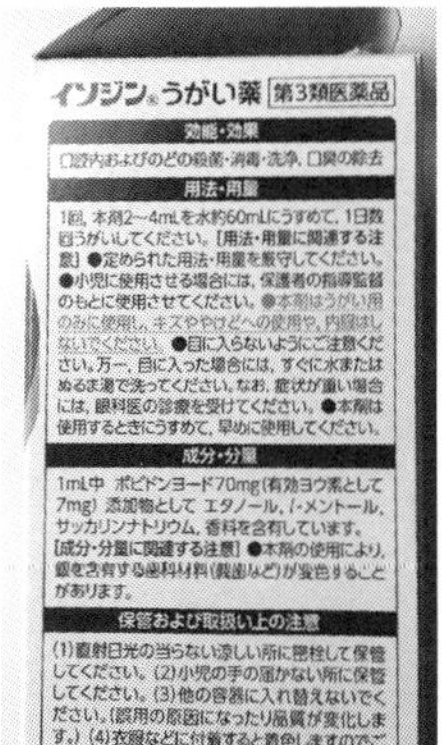

［イソジンうがい薬］の成分・分量表示
「サッカリンナトリウム」の文字がある。

さらに毎日歯磨き剤を使えば、それに含まれるサッカリンNaも細胞に影響することになるのです。その結果、のどの粘膜細胞の遺伝子が変異して、がん化するリスクが高まると考えられます。

ちなみに少ないながらサッカリンNaを配合していないヨードうがい薬も売られています。その一つが「コサジンガーグルうがい薬」(大洋製薬)です。有効成分は同じくポピドンヨードですが、添加物は「ヨウ化K、ℓ-メントール、ユーカリ油、エタノール、プロピレングリコール、グリセリン」であり、サッカリンNaは含まれていません。

Q7 コーラを飲んでいると、がんになる可能性はありますか？

「コカ・コーラ」や「ペプシコーラ」などが体に悪いと感じている人は多いと思うのですが、それらを飲み続けているとがんになるリスクは高まるでしょうか？

おそらくがんになるリスクが高まります。

日本で販売されている主なコーラは、「コカ・コーラ」、「ペプシコーラ」、「キリンメッツコーラ」などですが、あの独特のコーラ色を出すために添加されているカラメル色素には、実は発がん性物質が含まれています。そのため飲み続けるとがんになるリスクが高まると考えられるのです。

コーラは水にカラメル色素を溶かし、さらに糖類、酸味料、カフェイン、そしてあの独特の香りのする香料を添加したもので、どの会社のコーラも基本的にはそれほど変わりません。香料には「コカイン（麻薬の一種）の原料のコカが使われているのではないか？」という噂もありますが、企業秘密になっていて外部の人間には分かりません。ただし天然香料として「コ

誰もが知ってる「コカ・コーラ」

独特のコーラ色はカラメル色素によるもの。

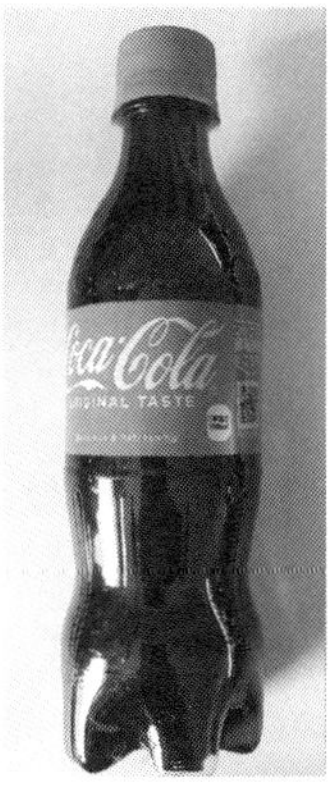

カ」の使用が認められているので、実際にコカが使われている可能性がないとはいえません。

コーラを製造するうえで香料と同様に大切なのがカラメル色素ですが、種類によっては発がん性物質が含まれているという問題があるのです。カラメル色素には、次の四種類があります。

カラメルⅠ…でん粉加水分解物《かすいぶんかいぶつ》、糖蜜《とうみつ》又はまたは糖類の食用炭水化物を熱処理して得られたものをいう。

カラメルⅡ…でん粉加水分解物、糖蜜又は糖類の食用炭水化物に亜硫酸化合物を加えて熱処理した得られたものをいう。

カラメルⅢ…でん粉加水分解物、糖蜜又は糖類の食用炭水化物にアンモニウム化合物を加えて熱処理して得られたものをいう。

カラメルⅣ…でん粉加水分解物、糖蜜又は糖類の食用炭水化物に亜硫酸化合物及びアンモニウム化合物を加えて熱処理して得られたものをいう。

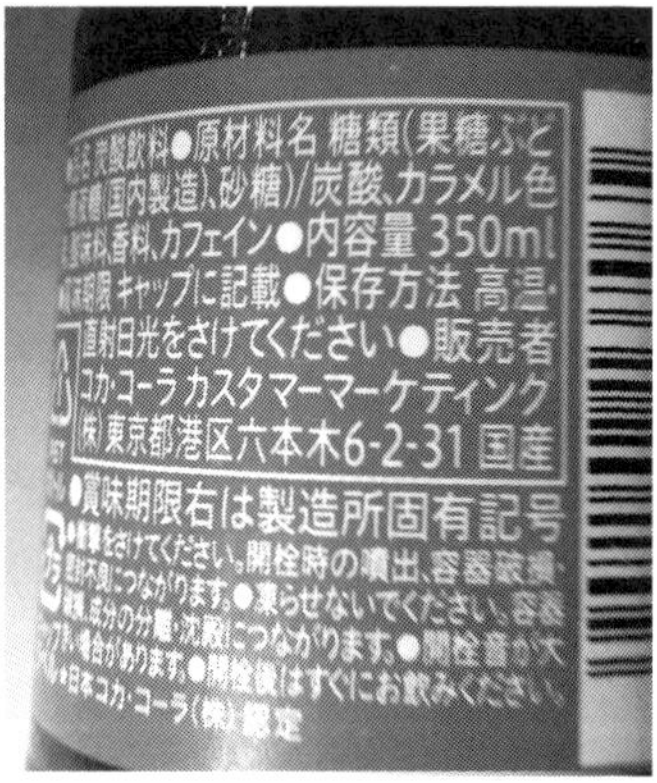

「コカ・コーラ」の原材料名「カラメル色素」の文字がある。

ここで問題なのはカラメルⅢとカラメルⅣです。それらにはアンモニウム化合物が原料して使われていますが、それが発がん性物質に変化するからです。

四種類のカラメル色素は、いずれもでん粉加水分解物や炭水化物などの原料を熱処理して得られます。その際にこのアンモニウム化合物が化学変化を起こします。そして4‐メチルイミダゾールという物質ができるのですが、アメリカ政府の国家毒性プログラムによるマウスを使った実験では、4‐メチルイミダゾールに発がん性が確認されているのです。

なお、カラメルⅠとカラメルⅡにはアンモニウム化合物は含まれていないため、4‐メチルイミダゾールは発生しません。

アメリカではコーラの安全性が問題に

アメリカでは二〇一〇年代前半に「コカ・コーラ」や「ペプシコーラ」の安全性に疑念が呈されました。それらにはカラメルⅢまたはカラメルⅣが使われていたため、発がん性のある4‐メチルイミダゾールが含まれていたからです。そのためカリフォルニア州では、4‐メチルイミダゾールの一日の摂取量を二九μg（μは一〇〇万分の一）と定めました。

しかしコーラ一缶（約三五五mℓ）には、その三倍を超える一〇〇μg以上が含まれていました。そこで米コカ・コーラと米ペプシコは、4-メチルイミダゾールを減らすために製法を変えました。そして含有量の少ないコーラを新たに発売したのです。

一方日本では、この事実は新聞やテレビではほとんど報道されず、国内で売られている「コカ・コーラ」や「ペプシコーラ」は従来と製法が変わっていません。したがってカリフォルニア州の基準を超える4-メチルイミダゾールが含まれていることになります。

なお「キリンメッツコーラ」については二〇一四年春からリニューアルされて、4-メチルイミダゾールの含有量がカリフォルニア州の基準以下になったと、販売元のキリンビバレッジがホームページで発表しました。

Q8 ダイエットコーラは普通のコーラよりも安心して飲めますか？

コーラは糖分が多いということで、ゼロカロリーのダイエットコーラが売られています。コーラを飲むならこちらの方がいいのかなとも感じますが、どうですか？

ダイエットコーラはさらに危険性が増します。

ゼロカロリーまたは低カロリーのダイエットコーラには糖類が含まれていません。しかし甘い味がします。ゼロカロリーまたは低カロリーの合成甘味料が添加されているからです。

しかしこれらは最近になって化学的に合成されたもので、未知の部分が多く安全性も不確かです。しかも発がん性の疑いのものがあるのです。その一つが、アスパルテームです。

アスパルテームは、アミノ酸のL‐フェニルアラニンとアスパラギン酸、それに劇物のメチルアルコールを結合させたもので、砂糖の一八〇～二二〇倍の甘味があります。一九六五年にアメリカのサール社が開発したもの

ダイエットコーラの一つ［コカ・コーラプラス］

合成甘味料のアスパルテームが添加されている。

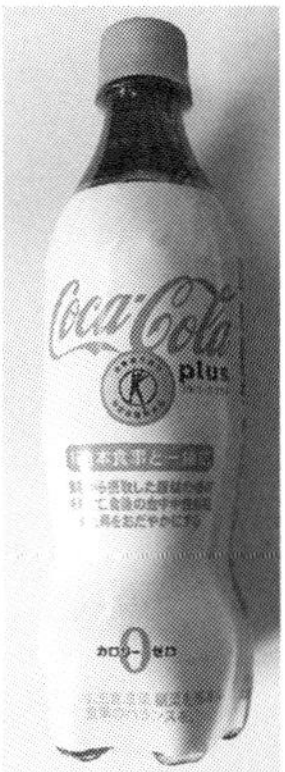

で、日本の（株）味の素が早くから輸出用として製造していました。日本では一九八三年に添加物としての使用が認められています。

アメリカでアスパルテームの使用が認可されたのは一九八一年のことですが、当時摂取した人たちから、頭痛やめまい、不眠、視力・味覚障害などに陥ったという苦情が相次いだといいます。

アスパルテームは体内で分解され、メチルアルコールを分離することが分かっています。メチルアルコールは劇物で誤って飲むと失明するおそれがあり、摂取量が多いと死亡することもあります。体内で分離されたメチルアルコールが頭痛やめまいなどが引き起こしたと考えられます。

発がん性が認められたアスパルテーム

ＴＢＳテレビが一九九七年三月に放送したアメリカのＣＢＳレポート『How sweet is it?』では、がん予防研究センターのデボラ・ディビス博士が、「環境と脳腫瘍の関係を調べると、アスパルテームは脳腫瘍を引き起こす要因の可能性がある」と指摘し、またワシントン大学医学部のジョー・オルニー博士は、「二〇年以上前のアスパルテームの動物実験で認め

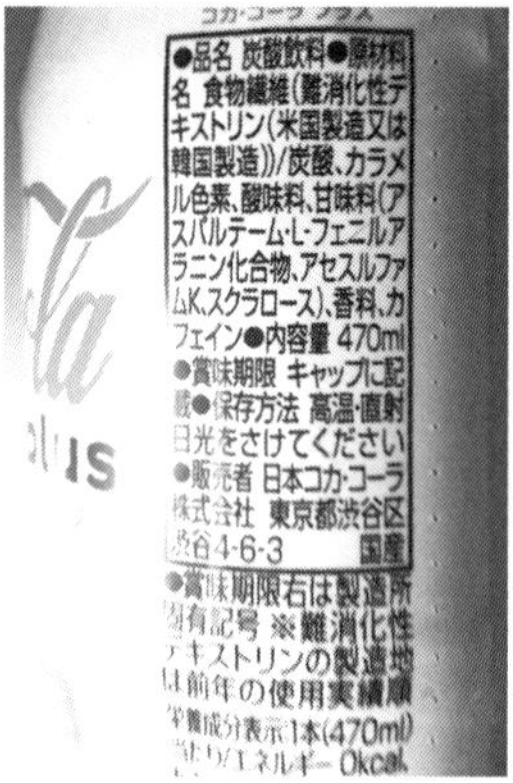

［コカ・コーラプラス］の原材料名
「アスパルテーム」の文字がある。合成甘味料のアセスルファムＫとスクラロースも添加されている。

られたものと同じタイプの脳腫瘍が、アメリカ人に劇的に増えている」と警鐘を鳴らしました。

　さらに二〇〇五年にイタリアで行なわれた動物実験では、アスパルテームによって白血病やリンパ腫の発生が認められました。この実験は、同国のセレーサ・マルトーニがん研究所のMorand Soffritti博士らが行なったもので、八歳齢のオスとメスのラットに、異なる濃度（〇～一〇％の七段階）のアスパルテームを死亡するまで与え続けて観察しました。

　その結果、メスの多くに白血病またはリンパ腫の発症が見られ、濃度が高いほど発症率も高かったのです。また、人間が食品から摂取している量に近い濃度でも異常が観察されました。この実験結果から、アスパルテームが白血病やリンパ腫などを引き起こす可能性があることが分かったのです。

ダイエットコーラは危険性が増す

　ダイエットコーラの場合、通常のコーラと同様にカラメルⅢまたはカラメルⅣが使われています。したがって、発がん性のある４‐メチルイミダゾールが含まれることになります。さらにアスパルテームが添加されている製品は、それにアスパルテームの危険性が加わることになるので、さらに危険性が増すことになります。

なお、アスパルテームには必ず「L-フェニルアラニン化合物」という言葉が添えられていますが、これには理由があります。フェニルケトン尿症（アミノ酸の一種のL-フェニルアラニンをうまく代謝できない体質）の子どもがとると、脳に障害が起こる可能性があります。そのため、注意喚起の意味でこの言葉が必ず併記されているのです。

Q9 カップラーメンを食べ続けても大丈夫でしょうか?

とても手軽なので「カップヌードル」(日清食品)や「スーパーカップ」(エースコック)などを毎日食べていますが、体に悪影響が現れることはないでしょうか?

カップラーメンを食べ続けていると体調不良を起こす心配があります。

お湯を注いで数分待てば「できあがり」という手軽さから、カップラーメンを「毎日食べている」という人もいるでしょう。しかしそれを続けていると、体に変調をきたす可能性大です。

まず第一の問題は、栄養が偏っていることです。カップラーメンに含まれるのは、ほとんどが糖質と脂質です。糖質も脂質も体内でエネルギーになりますが、摂りすぎるとカロリー過剰となって、肥満や高血糖の原因となります。

またカップラーメンは油揚げめん、すなわちめんを油で揚げたものが多いですが、これは脂質が多い上に有害な過酸化脂質もできやすいという問

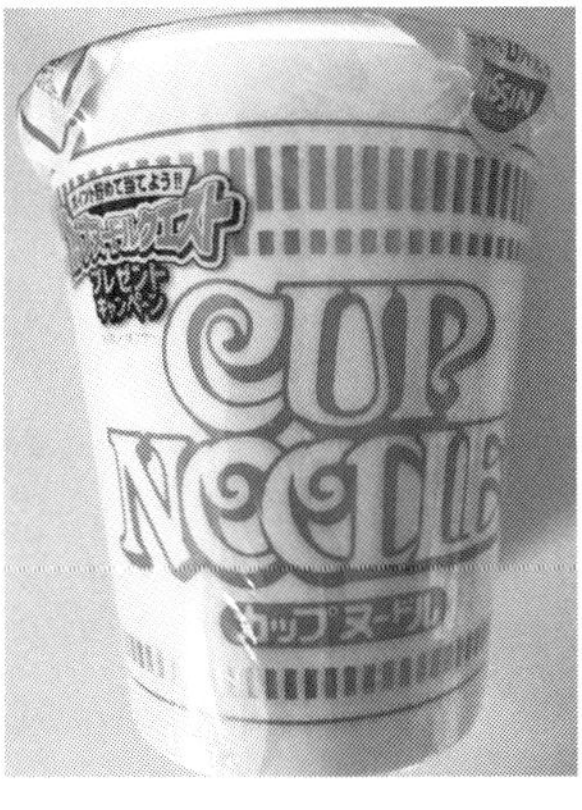

日清食品の「カップヌードル」

油揚げめんで塩分や添加物が多く、カラメル色素も使われている。

題があります。

油は加熱されると、酸化しやすくなります。その結果、脂肪が酸化されてできた過酸化脂質が含まれることになりますが、過酸化脂質には毒性があるため、その量が多いと下痢を引き起こします。さらに胃や腸の粘膜を刺激します。

加えてカップめんには、ナトリウム（塩分）が多く、二〜三g程度含まれています。これは、食塩に換算すると五〜八g程度にもなります。これだけで一日に摂取してよい食塩を超えてしまいます。食塩を多く摂り続けていると、高血圧を招くことになります。

カラメル色素使用の製品は要注意

さらに添加物が多いという問題もあります。いずれの製品も、調味料（アミノ酸等）やかんすい、酸味料、増粘多糖類など一〇種類以上の添加物が使われています。

これらが一度に胃の中に入ってくるうえに油揚げめんに含まれる過酸化脂質が加わるので、胃や腸の粘膜が刺激されることになります。その結果、

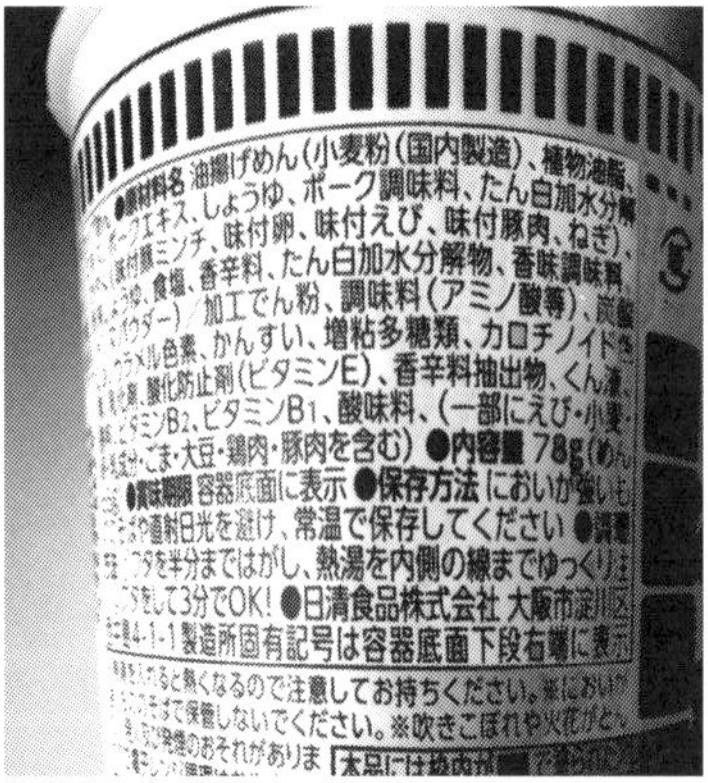

［カップヌードル］の原材料名
「／」以降がすべて添加物だが、全部で一五種類ある。「カラメル色素」の文字も。

胃が張ったり、もたれたり、重苦しくなったりという胃部不快感を覚えることがあるのです。

また添加物の影響でがんになるリスクが高まることも考えられます。カップラーメンには食塩が多く含まれますが、Q2で述べたように食塩は多く摂りすぎると胃の粘膜を守っている粘液を溶かしてしまい、粘膜が荒れてしまいます。さらに添加物や過酸化脂質の影響も加わるので、いっそう荒れてしまうことになるでしょう。

そうなると胃の細胞は分裂しながら再生して、修復しようとします。この際、明太子やたらこの場合と同様に発がん性物質が作用すれば、細胞の遺伝子が変異を起こしてがん化する可能性が高まることになりますが、カップラーメンの添加物の中には発がん性物質が含まれている可能性が高いのです。

カップラーメンは圧倒的にしょう油味が多く、それらには「カラメル色素」が使われています。Q7でも述べたようにカラメル色素には、カラメルⅠ、カラメルⅡ、カラメルⅢ、カンメルⅣの四種類がありますが、カラメルⅢとⅣには、4‐メチルイミダゾールという発がん性物質が含まれて

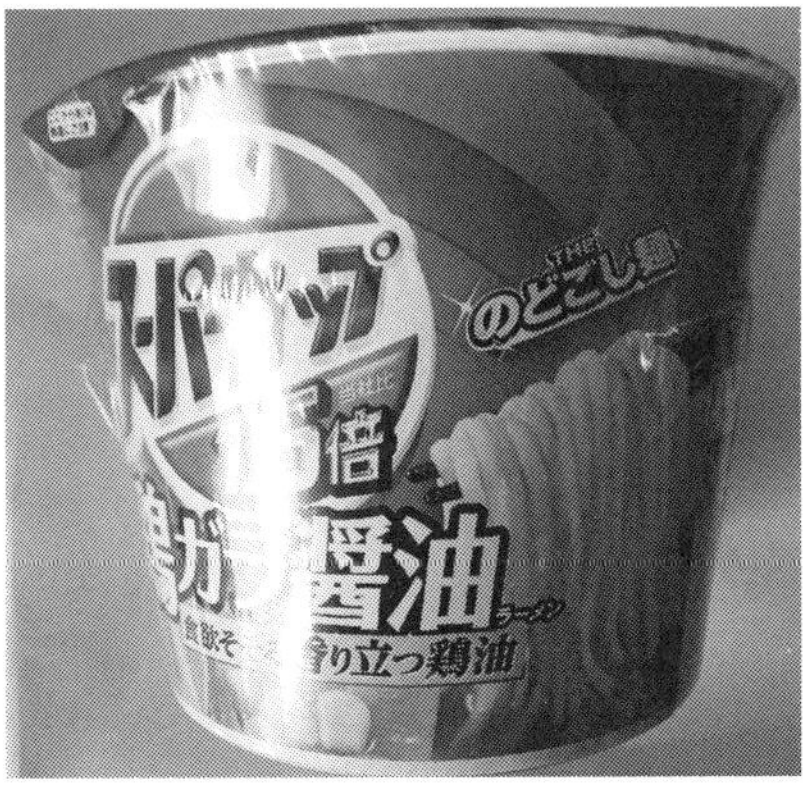

エースコックの［スーパーカップ］
［カップヌードル］と同様に油揚げめんで塩分や添加物が多く、カラメル色素も使われている。

います。したがって4-メチルイミダゾールを摂取し続けていれば、胃がんなどのがんになるリスクが高まると考えられるのです。

カップうどんやカップそば、カップ焼きそばなどもカラメル色素が使われている製品がほとんどなので、同様なことがいえます。

なお、これらの製品の原材料名には「カラメル色素」または「着色料（カラメル）」という表示しかないため、カラメルⅠ～Ⅳのどれが使われているのか消費者には分からない状況です。

ノンフライで塩味はまだマシ

さらに容器にも危険性が潜んでいます。カップラーメン、カップうどん、カップそばなどは紙製の容器と発泡スチロールでできた容器がありますが、発泡スチロールの場合、熱いお湯を入れると、発がん性のあるスチレンが微量ながら溶け出すのです。それを摂取し続けていると胃や腸の粘膜に作用して、がん化するリスクを高めると考えられます。

なお紙容器の場合、内側をポリエチレンでコーティングされていますが、ポリエチレンは安全性が高いのでこうした問題はありません。

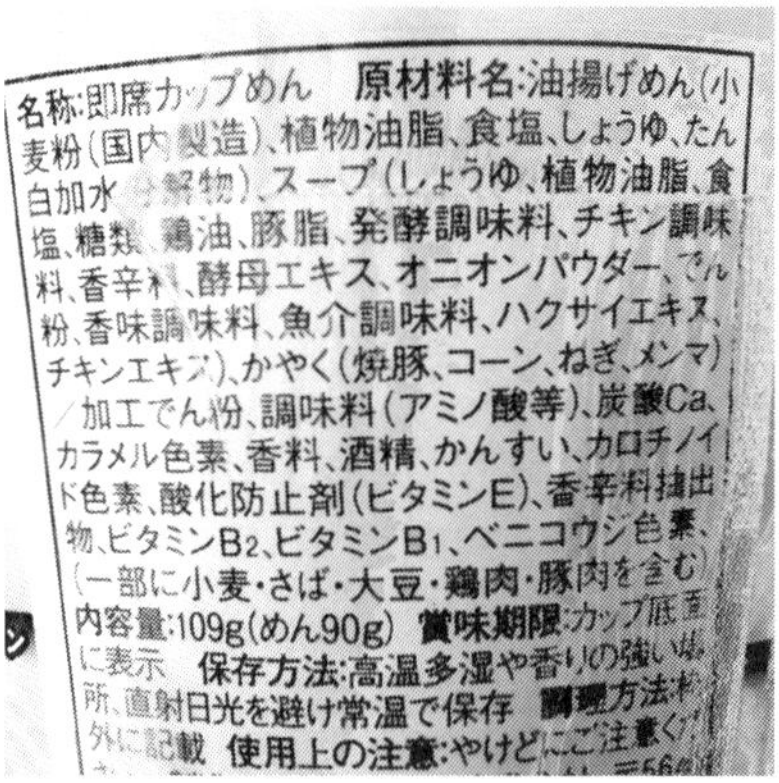
名称:即席カップめん　原材料名:油揚げめん(小麦粉(国内製造)、植物油脂、食塩、しょうゆ、たん白加水分解物)、スープ(しょうゆ、植物油脂、食塩、糖類、鶏油、豚脂、発酵調味料、チキン調味料、香辛料、酵母エキス、オニオンパウダー、でん粉、香味調味料、魚介調味料、ハクサイエキス、チキンエキス)、かやく(焼豚、コーン、ねぎ、メンマ)／加工でん粉、調味料(アミノ酸等)、炭酸Ca、カラメル色素、香料、酒精、かんすい、カロチノイド色素、酸化防止剤(ビタミンE)、香辛料抽出物、ビタミンB2、ビタミンB1、ベニコウジ色素、(一部に小麦・さば・大豆・鶏肉・豚肉を含む)
内容量:109g(めん90g)　賞味期限:カップ底面に表示　保存方法:高温多湿や香りの強い場所、直射日光を避け常温で保存　調理方法:外に記載　使用上の注意:やけどにご注意ください

［スーパーカップ］の原材料名
添加物は全部で一三種類で、カラメル色素も含まれている。

カップラーメンばかりでなく、袋入り即席めんにも同様な問題がありま す。というのも、いわば袋入り即席めんをカップに入れたのがカップラーメンだからです。したがって袋入り即席めんも、糖質や脂質、食塩が多く、めんが油で揚げられていて、添加物も多いのです。そしてしょう油味の場合、カラメル色素が添加されているのです。

なお、カップラーメンあるいは袋入り即席めんをどうしても食べたいという人は、ノンフライめんでカラメル色素が添加されていない製品を選ぶことをおすすめします。実際にはほとんどないですが、「マルちゃん正麺　旨塩味」（東洋水産）、「日清ラ王　柚子しお淡麗」（日清食品）など少ないながら売られています。

サンヨー食品の「サッポロ一番しょうゆ味」油揚げめんで、カラメル色素が使われている。

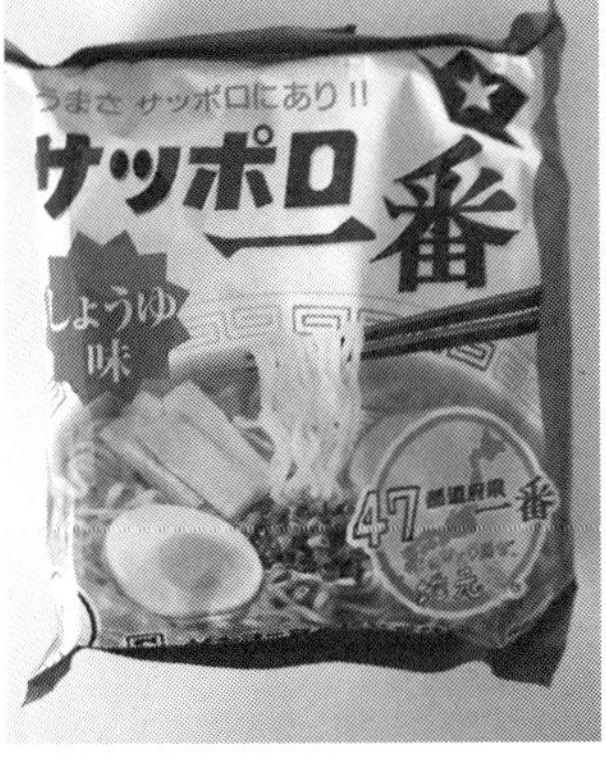

原材料名に「カラメル色素」の文字がある。

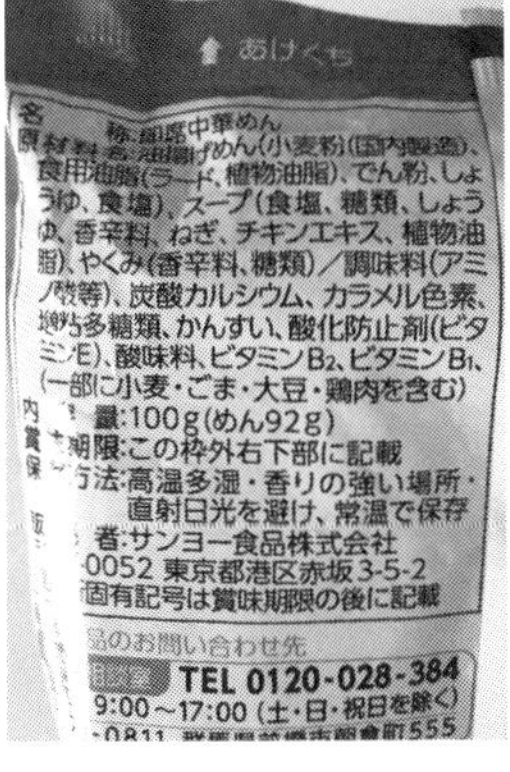

Q10 ワインを飲み続けているとがんになることはあるのですか？

一般にワインは体にいいと言われていますが、一方ネット上では、がんになるのではないかという指摘もあります。実際のところ、どうなのでしょうかか？

ワインを飲み続けるとがんになるかどうかは分かりませんが、肝臓に対する負担は増えると考えられます。

赤ワインにはポリフェノールが多く含まれていて、それが心筋梗塞《しんきんこうそく》などを予防すると言われているため「体にいい」とされていますが、一方でネット上では「ワインを飲むと発がんリスクが高まる」などという表記も見受けられます。実際にがんのリスクが高まるかどうかは分かりませんが、飲み続けると肝臓の機能が低下する心配はあります。

ワインの場合、国内産も輸入ものもほとんどに「酸化防止剤（亜硫酸塩）」という表示があります。これは酸化防止剤として亜硫酸塩が添加されているという意味で、この亜硫酸塩とは二酸化硫黄です。

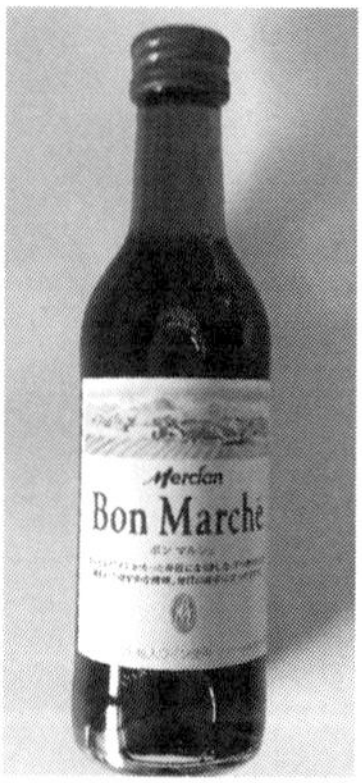

メルシャンの［ボン・マルシェ］
酸化防止剤の亜硫酸塩が使われている。

ワインはブドウを酵母で発酵させることによって作られますが、その本場のフランスやスペインなどでは以前からワイン作りには二酸化硫黄が使われていたのです。酵母が増えて発酵が進みすぎるのを抑えたり、雑菌を消毒するためです。またワインが酸化して変質するのを防ぐ目的でも使われており、「酸化防止剤」と表示されているのです。

二酸化硫黄が肝臓にダメージを与える？

しかし、二酸化硫黄は毒性が強いのです。その気体は亜硫酸ガスといいますが、火山ガスや工場排煙などに含まれる有毒ガスなのです。空気中に〇・〇〇三％以上あると植物は枯死《こし》し、〇・〇一二％以上あると人体に害がでるとされています。過去に三宅島が噴火して、一時島民全員が島から避難しましたが、島民はなかなか島に帰れませんでした。それは、空気中の二酸化硫黄の濃度が高かったからです。

そんな二酸化硫黄を添加物として使った場合、安全性はどうなのでしょうか？　二酸化硫黄を〇・〇一％および〇・〇四五％ふくむ二種類の赤ワインをラットに長期にわたって飲ませたという実験があります。その結果、

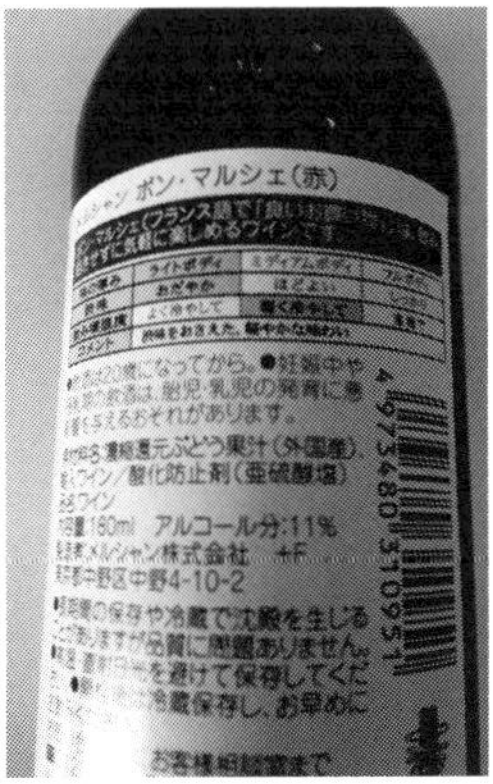

［ボン・マルシェ］の裏面
「酸化防止剤（亜硫酸塩）」の文字がある。

肝臓の組織呼吸の抑制が認められました。

厚生労働省では、ワイン中の二酸化硫黄の量を〇・〇三五%以下に規制しています。しかしこの実験の「〇・〇一%」は、この規制値よりも低濃度なのです。ですから、市販のワインを飲み続けた場合、同様な症状が現われる可能性があるのです。

肝臓の組織呼吸が抑制されたということは、肝細胞の機能が低下していると考えられます。そのことが発がんにつながるかどうかは分かりませんが、肝臓にとってはダメージとなっている可能性は高いでしょう。

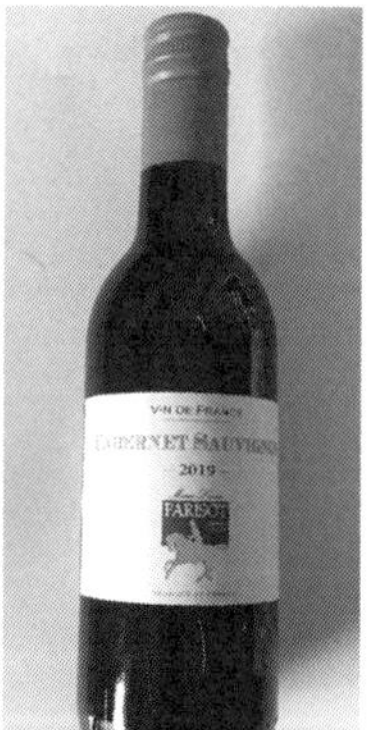

輸入ワインの［カベルネ・ソーヴィニヨン］
酸化防止剤の亜硫酸塩が使われている。

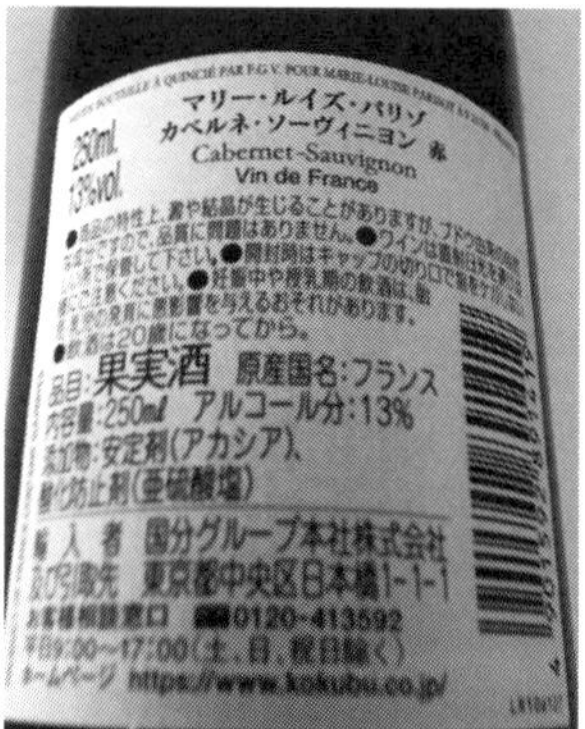

［カベルネ・ソーヴィニヨン］の裏面
「酸化防止剤（亜硫酸塩）」の文字がある。

Q11 ワインを飲むと頭痛を起こす人が多いですが、なぜですか？

「ワインを飲むと頭痛がする」という人が周りにけっこう多くいるのですが、どうしてなのですか？　ワインと頭痛に、因果関係があるのでしょうか？


確かにワインを飲むと頭痛がするという人は珍しくありません。

私は添加物について講演をした際に、「ワインを飲んで頭痛がする人は手をあげてください」と参加者にいつも聞きますが、四人に一人くらいが手をあげます。また居酒屋を経営している知人もそのくらい、あるいはそれ以上の割合で頭痛を起こす人がいると言っていました。その原因は二酸化硫黄と考えられます。なぜなら、そんな人でも無添加ワインを飲むと、頭痛を起こすことはないからです。

頭痛がするという人は、一種の化学物質過敏症を起こしていると考えられます。つまり、毒性の強い二酸化硫黄に対して体が敏感に反応して、結果的に頭痛という症状が起こっているということです。これは、いわば体の「拒否反応」とも理解できます。

そこでワインを飲むと頭痛がするという人には、無添加ワインをおすすめしたいと思います。現在、コンビニやスーパーなどには、値段が安い無添加ワインが売られているので、容易に手に入れることができます。

代表的な製品としては、メルシャンの「おいしい酸化防止剤無添加赤／白ワイン」、サントリーの「酸化防止剤無添加の赤／白ワイン」、サッポロビールの「有機プレミアム酸化防止剤無添加ポリフェノールリッチ」などがあります。

味はどうかというと、これは好みなので何とも言えませんが、私はさっぱりしていて飲みやすいと思っています。なによりものどからスーッと入ってはいく感覚が好きです。

無添加ワインの中には、有機栽培のぶどうを使って製造された製品もあります。前出の「有機プレミアム酸化防止剤無添加ポリフェノールリッチ」もそうですが、ほかにアサヒビールの「サントネージュ　酸化防止剤無添加有機ワイン　赤／白」もあります。「残留農薬が気になる」という人は、こうした製品を買い求めるとよいでしょう。

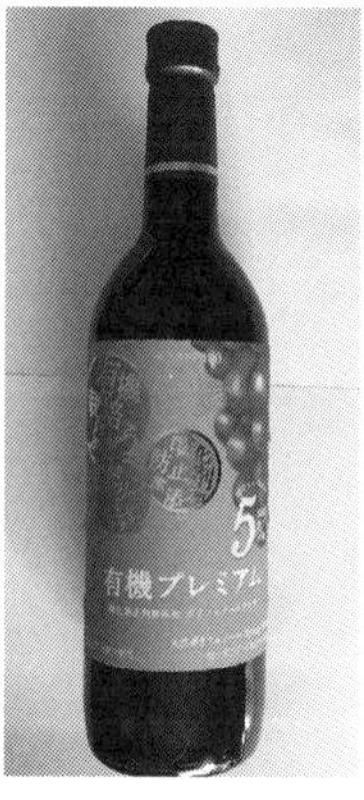

無添加ワインの「有機プレミアム酸化防止剤無添加ポリフェノールリッチ」（サッポロビール）
フルーティな味がする。

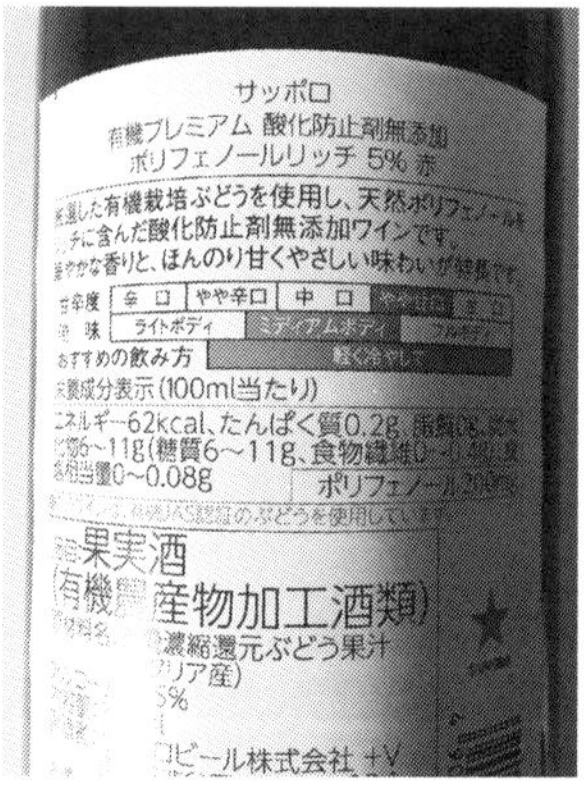

「有機プレミアム酸化防止剤無添加ポリフェノールリッチ」の裏面
「酸化防止剤（亜硫酸塩）」の文字はない。

有機ワインは必ずしも無添加ではない

ところで、フランスやイタリア、スペインなどから輸入された有機ワインの場合、二酸化硫黄が添加されている製品が多いので注意して下さい。

酒店やスーパーのワイン売り場では、「有機」あるいは「オーガニック」「ＯＲＧＡＮＩＣ」と表示されたワインが売られているケースがあります。そして、それらのワインには、「有機栽培ぶどう一〇〇％使用」「〇〇産のオーガニックぶどうで作られたワイン」などという表示があります。これらを見た多くの人は、有機栽培されたぶどうで作られていて、しかも無添加と思うでしょう。

しかし、それらの製品の裏ラベルをよく見ると、「酸化防止剤（亜硫酸塩）含有」あるいは「添加物：酸化防止剤（亜硫酸塩）」という文字があるのです。つまり通常のワインに添加されている亜硫酸塩、すなわち二酸化硫黄が有機のワインにも添加されているということなのです。どうしてこんな状況になっているのでしょうか？

加工食品の場合、「有機」または「オーガニック」の文字を表示するため

サントリーの「酸化防止剤無添加の赤ワイン」

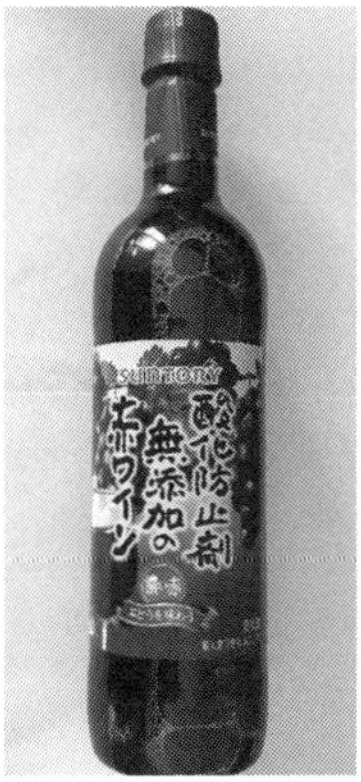
SUNTORY
酸化防止剤
無添加の
赤ワイン

「酸化防止剤無添加の赤ワイン」の裏面

「酸化防止剤（亜硫酸塩）」の文字はない。

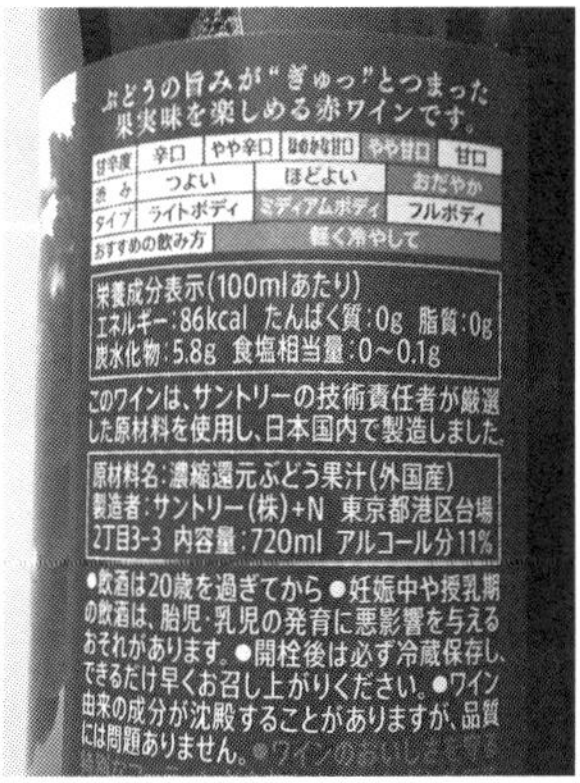
ぶどうの旨みが"ぎゅっ"とつまった
果実味を楽しめる赤ワインです。
甘辛度 辛口 やや辛口 やや甘口 甘口
渋み つよい ほどよい おだやか
タイプ ライトボディ ミディアムボディ フルボディ
おすすめの飲み方 軽く冷やして
栄養成分表示(100mlあたり)
エネルギー:86kcal たんぱく質:0g 脂質:0g
炭水化物:5.8g 食塩相当量:0~0.1g
このワインは、サントリーの技術責任者が厳選した原材料を使用し、日本国内で製造しました。
原材料名:濃縮還元ぶどう果汁(外国産)
製造者:サントリー(株)+N 東京都港区台場2丁目3-3 内容量:720ml アルコール分11%
●飲酒は20歳を過ぎてから●妊娠中や授乳期の飲酒は、胎児・乳児の発育に悪影響を与えるおそれがあります。●開栓後は必ず冷蔵保存し、できるだけ早くお召し上がりください。●ワイン由来の成分が沈殿することがありますが、品質には問題ありません。

には、ＪＡＳ法（日本農林規格等に関する法律）に基づく有機ＪＡＳ規格を満たさなければなりません。

すなわち、「原材料は、水と食塩を除いて、九五％以上が有機農産物、有機畜産物、有機加工食品であること」「化学的に合成された食品添加物や薬剤の使用を避けることを基本とする」という条件を満たし、それらのことが農水省に登録された有機認証機関によって認証されなければならないのです。

そして、認証された加工食品だけが、「有機ＪＡＳマーク」を表示でき、「有機」や「オーガニック」という名称を表示できるのです。したがって、「有機」あるいは「オーガニック」と表示された加工食品に、毒性の強い二酸化硫黄が添加されていることはありません。

有機ワインに二酸化硫黄を添加できるカラクリ

ところが、ワインなどの酒類については、実は有機ＪＡＳ規格の対象外になっているのです。ワインを含む酒類については国税庁が管轄しており、「酒税の保全及び酒類業組合等に関する法律」に基づく「酒類における有機

ＪＡＳ法
生鮮食品や加工食品の品質について、国が一定の規格（ＪＡＳ規格）を定め、それに適合した商品に「ＪＡＳマーク」を表示できるという法律。ＪＡＳ規格はいくつかあって、その一つが有機ＪＡＳ規格。

の表示基準」が適用されているのです。

この基準では、「原材料は、水や加工助剤を除いて、有機農産物、有機畜産物、有機加工食品、有機農産物加工酒類の重量割合が九五％以上である」としていますが、使用できる添加物を数多く認めていて、その中に二酸化硫黄が入っているのです。

したがって、二酸化硫黄を添加していても、前の原材料の条件を満たしていれば、そのワインは、「有機農産物加工酒類」ということで、「有機」や「オーガニック」の文字を表示できるのです。この基準は、国産のワインにも適用されています。

なお、ＪＡＳ法が改正されて、二〇二二年一〇月からワインなどの酒類も有機ＪＡＳ規格の対象となり、この規格に基づいて認証された酒類に有機ＪＡＳマークが付けられることになりました。これにともなって、前述の「酒類における有機の表示基準」は廃止されましたが、移行期間が二〇二五年九月まであるため、それまではこの基準に基づいた従来の有機ワイン（オーガニックワイン）も店頭に並ぶことになります。

Q12 パンに発がん物質を使っている会社があるのですか?

ネット上で「パンに発がん物質を使っている会社がある」という内容が話題になっていましたが、本当なのでしょうか? その会社とはどこですか?

それは本当です。その会社とは山崎製パンです。

グーグルまたはヤフーで「山崎製パン臭素酸《しゅうそさん》カリウム」で検索すると、同社のホームページにある「小麦粉改良剤『臭素酸カリウム』による角型食パンの品質改良について」という項目が出てきます。そして、そこには次のように書かれています(二〇二一年一二月二〇日現在)。

〈当社では、角型食パンの品質改良のため、以下の製品に小麦粉改良剤の臭素酸カリウムを使用します。

(1)「超芳醇」、「特撰　超芳醇」、「超芳醇(塩分50%カット)」、「超芳醇ゴールド」

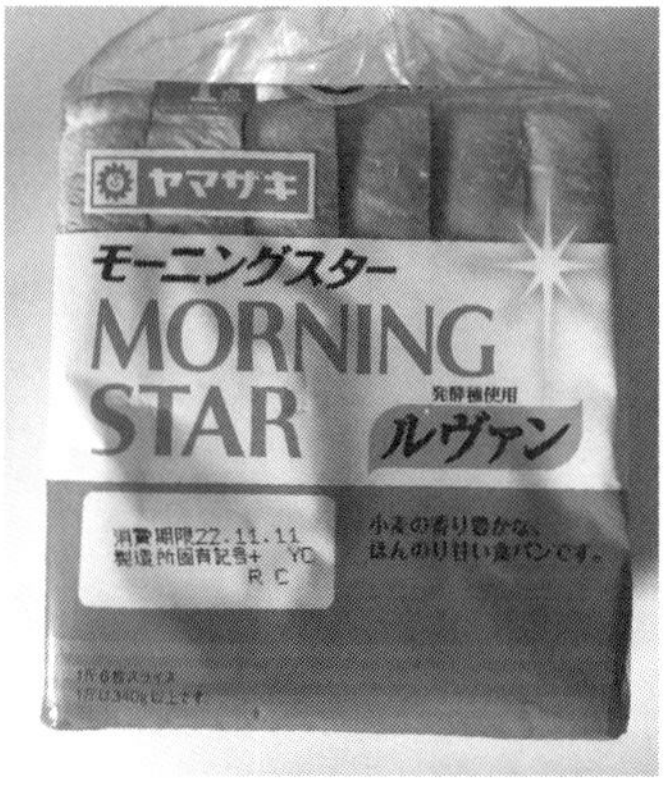

山崎製パンの「モーニングスター」臭素酸カリウムが使われている。

(2)「モーニングスター」
(3)ランチパック用食パン（全粒粉食パンは除く）＊北海道地区は除く
(4)ヤマザキブランドのサンドイッチ製品に使用される角型食パン（全粒粉食パンは除く）＊北海道地区は除く
(5)「小麦の温もり」
(6)「モーニングスライス」〉

つまり、これらの製品に小麦粉改良剤の臭素酸カリウムを使っているということを意味しているのですが、この臭素酸カリウムこそがまさしく発がん性物質なのです。ラットに対して、臭素酸カリウムの濃度が〇・〇二五%と〇・〇五%の飲料水を一一〇週間与えた実験では、腎臓の細胞に腫瘍が、さらに腹膜中皮腫というがんが高い割合で発生しました。つまり、臭素酸カリウムには明らかに発がん性があるのです

なぜそんな危険な物質をあえて使うのかというと、「臭素酸カリウムによりグルテンの伸展性が促進され食パンの品質が大きく改善される」（同社ホームページより）からだといいます。しかしこれだけの目的のために消費

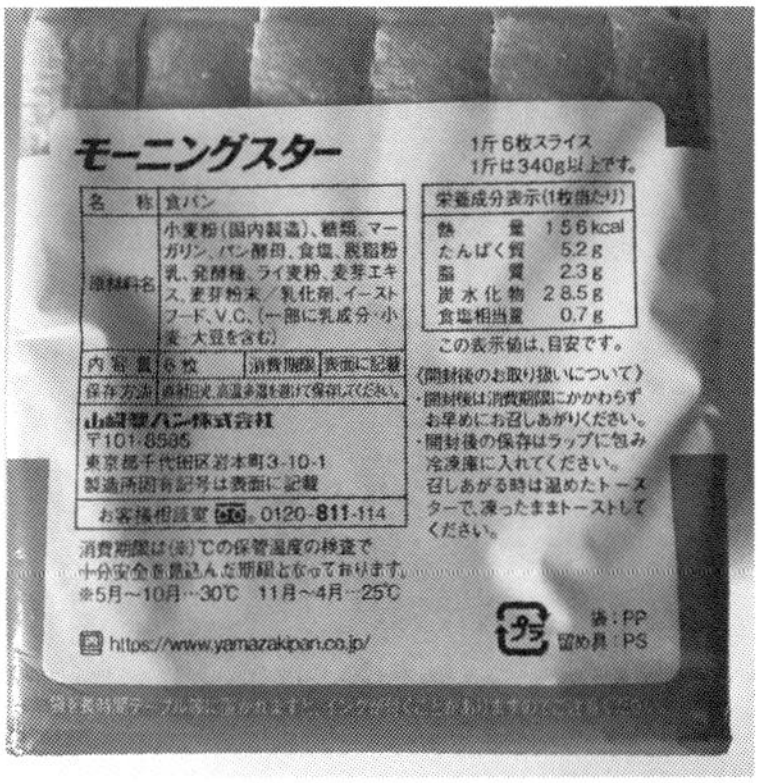

「モーニングスター」の原材料名
臭素酸カリウムの文字はない。その他の箇所にも臭素酸カリウムが使われていることは表示されていない。

者を危険にさらしていいものなのでしょうか？

　ちなみに臭素酸カリウムについては、発がん性が認められているため、食品衛生法に基づく添加物の使用基準で「最終食品の完成前に分解又は除去すること」と定められています。しかし、完全に分解または除去できるのかどうか、はなはだ疑問です。

一度使用が禁止された臭素酸カリウム

　臭素酸カリウムが小麦粉改良剤として使用が認められたのは一九五三年です。しかし一九七六年、当時の厚生省が臭素酸カリウムに変異原性《へんいげんせい》があると発表しました。変異原性とは、遺伝子を突然変異させたり、染色体を切断するなどの作用を持つことで、正常な細胞に突然変異を起こし、がん化させる可能性があります。そのため消費者団体は厚生省に対して、臭素酸カリウムの使用を禁止するように求めました。

　当初厚生省はそれを受け入れませんでした。しかし消費者団体や母親たちの反対の声が高まって、大手パンメーカーの団体である「日本パン工業会」は一九八〇年一一月、臭素酸カリウムの使用を止めることを決定し、

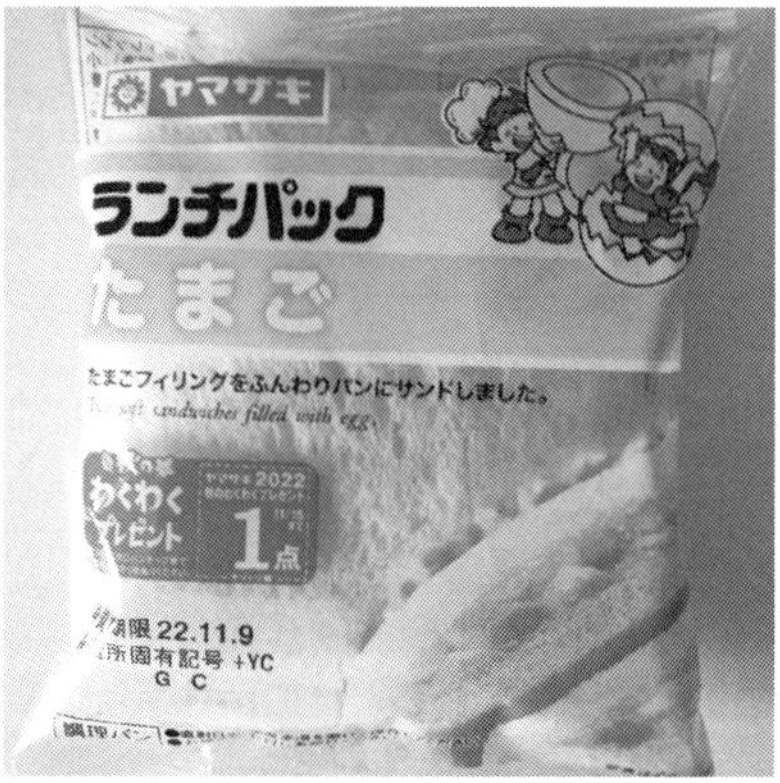

山崎製パンの「ランチパック」
具を挟んでいるパンに臭素酸カリウムが使われている。

加盟する二七社がそれに従いました。山崎製パンも加盟していたので、その使用を止めました。さらに中小のパンメーカーも使用を止めていきました。ちなみにその後、前述のように動物実験で臭素酸カリウムに発がん性のあることが確認されたのです。

ただし厚生省は臭素酸カリウムの使用を全面的には禁止しませんでした。「最終食品の完成前に分解又は除去すること」という条件付で、パンに限って小麦粉処理剤としての使用を認めたのです。ところが、一九九二年にＦＡＯ（国連食糧農業機関）とＷＨＯ（世界保健機関）の合同食品添加物専門家会議（ＪＥＣＦＡ）が、「臭素酸カリウムを小麦粉改良剤として使用するのは不適当」という結論を出したため、厚生省はパン業界に使用の自粛を要請し、パン業界では臭素酸カリウムの使用を全面的に止めたのです。

なお、臭素酸カリウムが使用できなくなってからは、各製パン会社はビタミンＣを代替品として使うようになりました。ビタミンＣには小麦に含まれるグルテンに作用して、パン生地をきめ細かくソフトにする働きがあるからです。

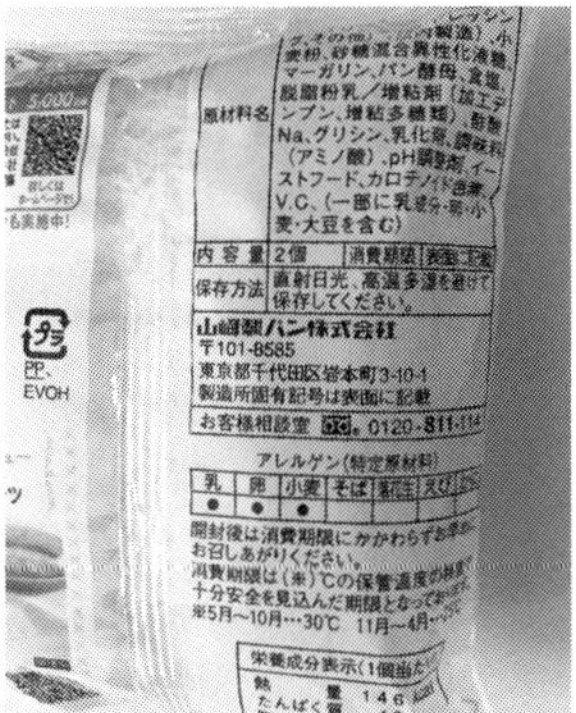

［ランチパック］の原材料名

臭素酸カリウムを使っていることは表示されていない。

山崎製パンが再び臭素酸カリウムを使い始める

一方で、山崎製パンでは臭素酸カリウムの使用再開を実現しようと、その残存量の検査を行なう方法を研究していました。そしてその技術を厚生省に提供し、同省も分析法を研究し、ついにその技術が確立されました。それは焼きあがったパンに残存している臭素酸（臭素酸カリウムを構成する物質）が〇・五ppb未満（ppbは一〇億分の一を表す濃度の単位）であることを確認する方法でした。

厚生労働省では、この分析法によって臭素酸の残存量が〇・五ppb未満であることが確認できれば、「臭素酸カリウムが除去できた」という判断をすることにして、二〇〇三年三月、「食品中の臭素酸カリウム分析法について」という通知を各都道府県に出しました。そのため、この分析法によって残存量が〇・五ppb未満であることが確認できれば、臭素酸カリウムをパンに使えるようになったのです。

そこで山崎製パンでは、この分析法を使って条件をクリアしたということで、二〇〇四年六月から臭素酸カリウムを使用した［国産小麦食パン］

と「サンロイヤル　ファインアローマ」という食パンを発売し始めました。さらに「ヤマザキ食パン」「サンロイヤル　サンアローマ」「芳醇」「超芳醇」「特撰超芳醇」などほとんどの食パン、さらに「ランチパック」にも臭素酸カリウムを使うようになったのです。

　これらに危機感を覚えた私は、『週刊金曜日』二〇〇六年一〇月八日号で臭素酸カリウムを食パンに使用することの危険性を指摘し、さらに二〇〇八年三月には緑風出版から『ヤマザキパンはなぜカビないか』を出版し、臭素酸カリウムの危険性とそれをあえて使っている山崎製パンの企業姿勢を批判しました。

　すると、その後山崎製パンは方針を転換し、新しく発売した食パンに臭素酸カリウムの使用をやめ始めました。

　二〇一一年一〇月に発売された食パンの「モーニングスター」、二〇一二年二月に発売された「ロイヤルブレッド」には臭素酸カリウムは使用されませんでした。さらに「芳醇」、「超芳醇」、「特撰　超芳醇」についても、臭素酸カリウムの使用を止め、ついに「ランチパック」についても使用を止めたのです。

ヤマザキパンはなぜカビないか——誰も書かない食品＆添加物の秘密
渡辺雄二［著］（緑風出版）

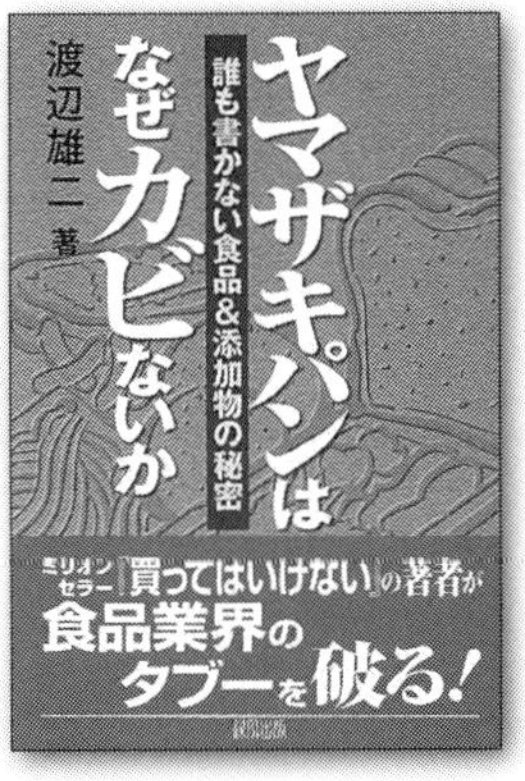

新・ヤマザキパンはなぜカビないか

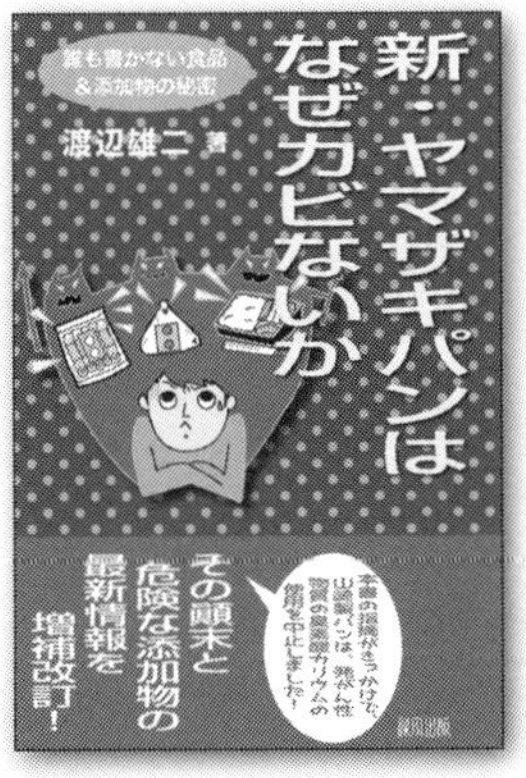

山崎製パンの方針転換

ところが山崎製パンでは再度方針を転換しました。二〇二〇年三月から［超芳醇］や［特撰　超芳醇］などに再び臭素酸カリウムを使い始め、さらに前述のような各種の食パンなどにも使っているのです。しかも、臭素酸カリウムを使っていることを一切表示していないのです。

二〇〇四年六月から発売された［国産小麦食パン］や［サンロイヤルファインアローマ］、さらに［超芳醇］や［特撰　超芳醇］などに臭素酸カリウムを使用していた時期には、その包装に「本製品は品質改善と風味の向上のため臭素酸カリウムを使用しております。その使用量並びに残存に関しては厚生労働省の定める基準に合致しており、第三者機関（日本パン技術研究所）による製造所の確認と定期検査を行なっております」と表示していました。しかし二〇二〇年三月から売り出した［超芳醇］、［特撰　超芳醇］、［ランチパック］などにはこうした表示は一切ないのです。その理由について、同社では次のように述べています。

「角型食パンで使用する小麦粉改良剤の臭素酸カリウムは、最終食品の完成前に分解され製品中には残存しないため、食品表示法（食品表示基準）に定められた加工助剤に当り、表示は免除されます。そのため商品パッケージの原材料名欄には表示していません」

臭素酸カリウムについては、「最終食品の完成前に分解又は除去すること」という使用基準がありますが、この場合、臭素酸カリウムは加工助剤とみなされ、表示は免除されます。したがって山崎製パンが主張しているように、臭素酸カリウムを使っていることを表示しなくても法律に違反していることにはなりません。

しかし以前は［超芳醇］や［特撰　超芳醇］、［ランチパック］などにも臭素酸カリウムの使用を表示していたのです。にもかかわらず、現在は表示していないというのは矛盾した企業姿勢といえます。

危険性は完全には払拭できない

ところで、冒頭であげた［超芳醇］や［特撰　超芳醇］、［モーニングスター］などの食パン、それから［ランチパック］に使われている食パンなどについて、山崎製パンでは臭素酸の残存量が検出限界の〇・五ppbで「検出せず」としていますが、それは臭素酸カリウムが全くのゼロということではありません。〇・五ppb未満ということです。

放射線もそうですが、発がん性物質も細胞の遺伝子に作用してそれを変異させる可能性があるため、一般にしきい値（これ以下なら安全という数値）はありません。つまり、〇・五ppb未満だったとしても安全とは言いきれないのです。

またこれらの製品は、毎日機械で大量に生産されていますが、販売されるすべての製品を検査することは不可能です。ですから、すべて臭素酸が〇・五ppb未満であるかどうかは分からないことになります。

現在のところ、パンの製造に臭素酸カリウムを使っているのは、山崎製パンだけのようです。臭素酸の分析法が難しいということもありますが、危険な臭素酸カリウムを使わなくてもパンの製造はいくらでもできるのですから、無理して使わないということなのでしょう。

山崎製パンにはその使用を即刻やめてもらいたいものです。

プロブレムQ&A

II

免疫力を低下させる心配のある添加物

Q13 体の免疫力を低下させる添加物はあるのですか？

新型コロナウイルス感染症を予防するには免疫力を高めることが必要と言われています。逆に免疫力を低下させる添加物はあるのでしょうか？

免疫力を低下させる可能性のある添加物はあります。その一つが合成甘味料のアセスルファムＫ（カリウム）です。

人間の体には、ウイルスや細菌などの微生物から自身を守っているシステムがあります。それを免疫といいます。免疫は免疫細胞によって成り立っていますが、その中心的存在がリンパ球です。

人間の体内では、常に免疫と微生物とのバトルが繰り広げられています。つまり、免疫とウイルスや細菌、真菌《しんきん》（カビの一種）などの微生物とが常に戦っている状態なのです。

このバトルは一定のバランスが保たれており、それによって体が維持されているのです。ですからもし免疫力が低下して何らかの微生物が増殖す

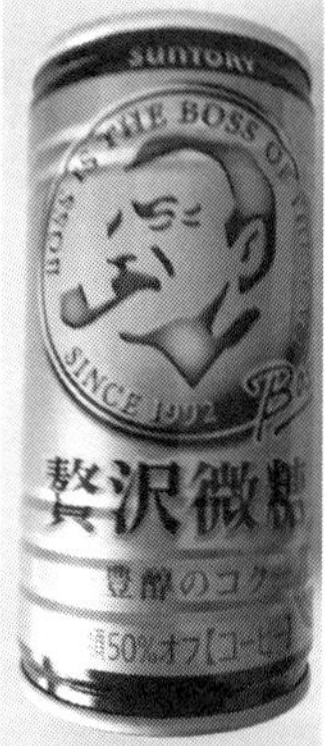

代表的な缶コーヒー・サントリーフーズの［ボス 贅沢微糖］

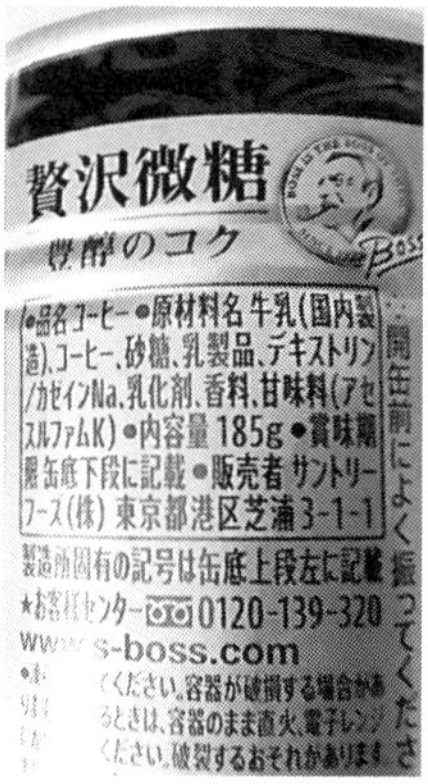

原材料名に合成甘味料のアセスルファムＫの文字がある。

ると、バランスが崩れて炎症などのトラブルが発生します。ちなみに腸内には、一〇〇種類以上、一〇〇兆個以上の細菌が棲息《せいそく》していますが、免疫力が低下すればそれらが増殖してたいへんな状態になるでしょう。

免疫力が低下すると感染症にかかりやすくなる

免疫は、体内に生息している微生物の増殖を抑えるとともに、外からウイルスや細菌などが侵入してくることを防いでもいます。たとえばインフルエンザウイルスが鼻から侵入してきても、それを免疫細胞が素早く察知して、リンパ球が機能してウイルスを攻撃する抗体が作られ、ウイルスを不活化することができれば発病にはいたりません。ところが攻撃がうまくいかず、ウイルスが増殖してしまうと炎症が起こり、発熱や鼻水、頭痛などの症状が現れるのです。

新型コロナウイルスの場合も鼻や口から侵入してきた際に、免疫が素早く反応し、それを攻撃して不活化してしまえば、ウイルスは増殖できずに症状も現れないわけです。

新型コロナウイルスばかりでなく、インフルエンザウイルスやエイズウ

キリンビバレッジの缶コーヒー［ファイア挽きたて微糖］
合成甘味料のアセスルファムKが使われている。

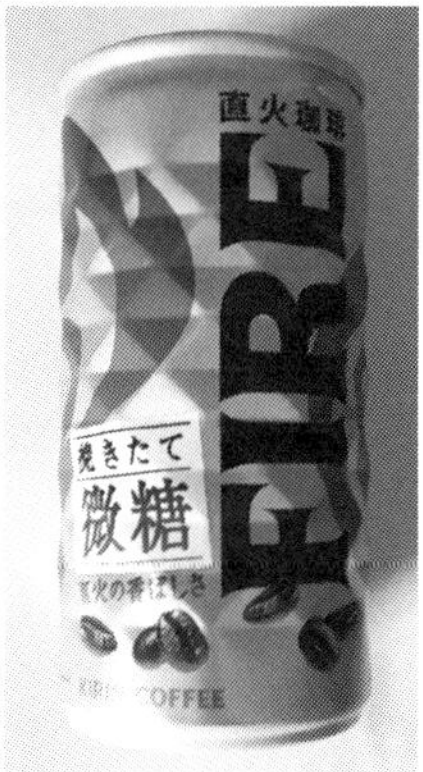

［ファイア挽きたて微糖］の原材料名
「アセスルファムK」の文字がある。合成甘味料のスクラロースも使われている。

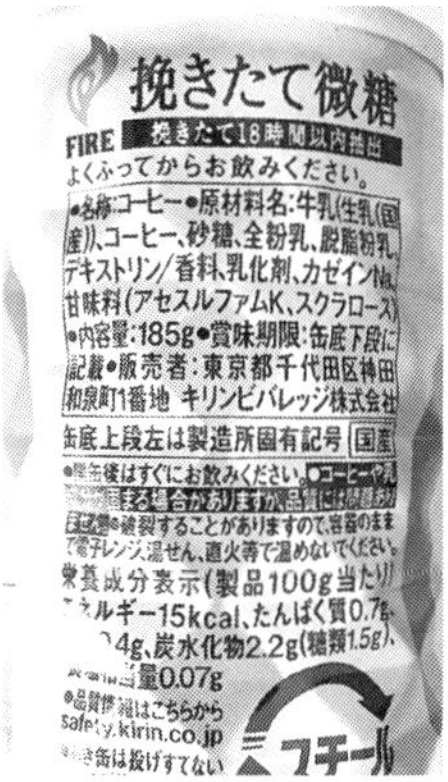

イルス（ＨＩＶ）、Ｂ型肝炎ウイルスなどについても同様なことが言えます。ですから、免疫の機能を高めておくことは、感染症を予防するためにはとても重要なのです。

アセスルファムＫがリンパ球を減らした

免疫の中心的役割を果たしているのはリンパ球であり、それが減ってしまえば当然ながら免疫力は低下することになります。その大事なリンパ球を減らしてしまうのが合成甘味料のアセスルファムＫなのです。

アセスルファムＫはゼロカロリー甘味料として、砂糖の代わりにコーラや缶コーヒー、ノンアルコールビールなどの飲み物、お菓子、ゼリー、カレールウ、ドレッシング、冷凍食品など実に様々な食品に使われています。したがって、それを食べることによってる免疫力が低下してしまうのでないかと心配されるのです。

アセスルファムＫは自然界に存在しない化学合成物質で、砂糖の約二〇〇倍の甘味があり、二〇〇〇年に添加物としての使用が認可されました。しかし、イヌにアセスルファムＫを〇・三％および三％ふくむえさを二年

アサヒビールのノンアルコールビール［ドライゼロ］
合成甘味料のアセスルファムＫが使われている。

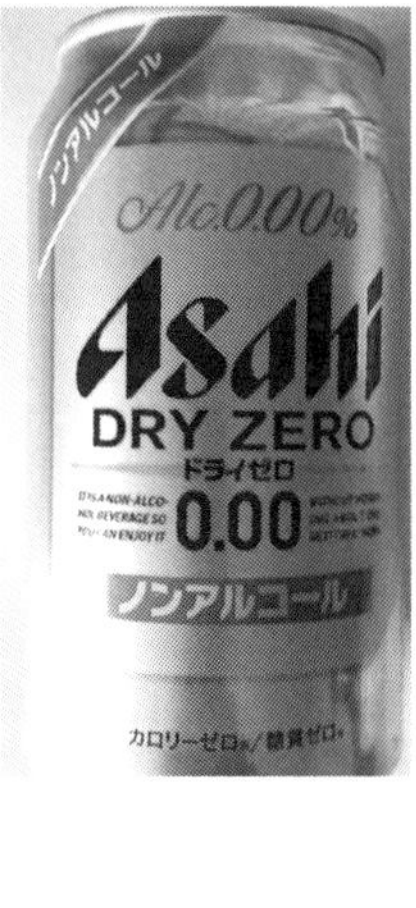

［ドライゼロ］の原材料名
「甘味料（アセスルファムＫ）」の文字がある。

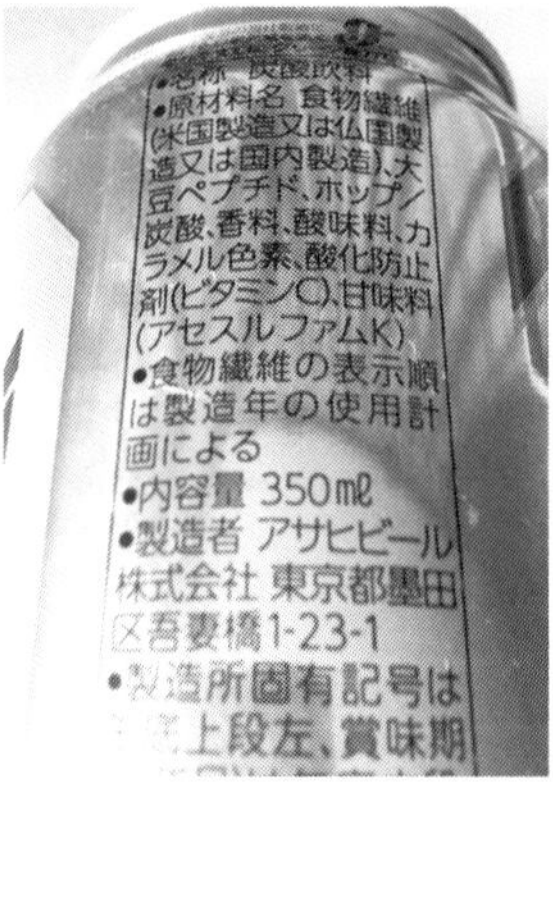

間食べさせた実験では、〇・三％群でリンパ球の減少が、三％群ではGPT（肝臓障害の際に増える）の増加とリンパ球の減少が認められました。

イヌは人間に近い生き物であり、それでリンパ球が減少したということは、人間でも同様にアセスルファムKを摂取しているとリンパ球が減少する可能性が高いといえます。その結果、免疫力が低下すると考えられるのです。

新型コロナウイルス感染症が蔓延《まんえん》している現在、その感染を予防するためには免疫力を高めることが必要であることは間違いありません。ところが、アセスルファムKはそれを逆行させるものといえるので、できるだけ摂《と》らない方が賢明です。

サントリーのノンアルコールビール［オールフリー］

合成甘味料のアセスルファムKが使われている。

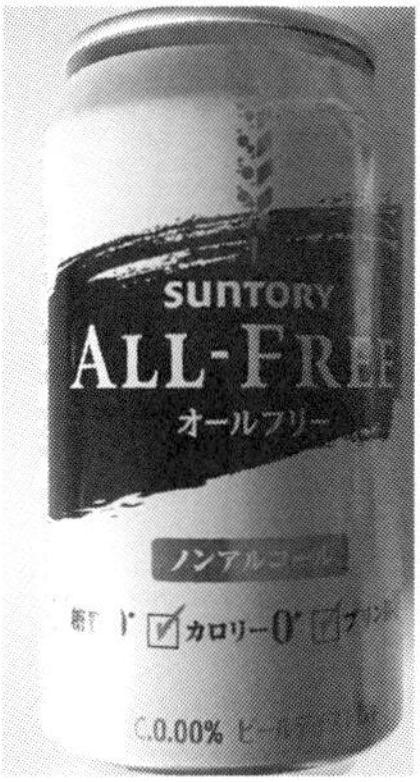

［オールフリー］の原材料名

「甘味料（アセスルファムK）」の文字がある。

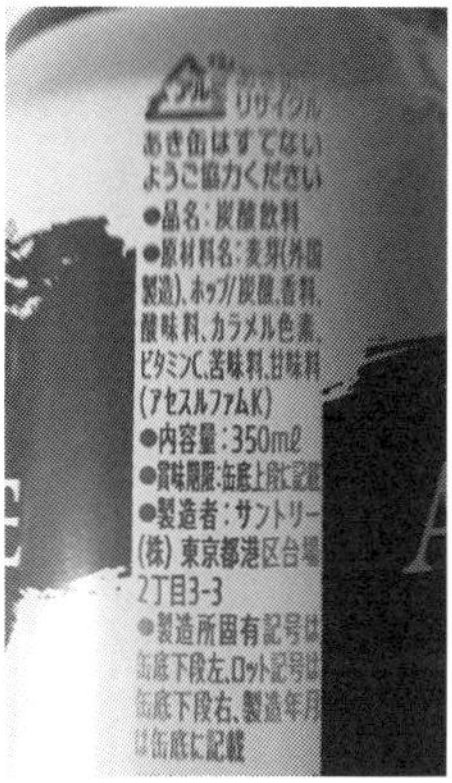

Q14 免疫力を低下させる添加物がほかにもあったら教えて下さい。

合成甘味料のアセスルファムKが免疫力を低下させる可能性があるとのことですが、ほかにも同様に免疫力を低下させるものはありますか？

もう一つ、免疫力を低下させる可能性のある添加物があります。それは、合成甘味料のスクラロースです。

スクラロースもゼロカロリー甘味料として、砂糖の代わりにスポーツドリンクやコーラ、缶コーヒーなどの飲み物、お菓子、ゼリー、カレールウ、梅干し、パン、ドレッシング、冷凍食品など数多くの食品に使われています。

スクラロースは、ショ糖（スクロース）の三つの水酸基（-OH）を塩素（Cl）に置き換えたもので、砂糖の約六〇〇倍の甘味があり、一九九九年に添加物としての使用が認可されました。

しかし、スクラロースは、悪名高い「有機塩素化合物」の一種なので

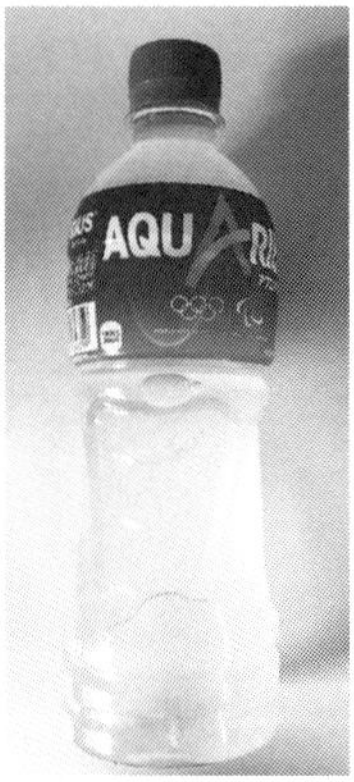

代表的なスポーツドリンク［アクエリス］（コカ・コーラカスタマーマーケティング）

合成甘味料のスクラロースが添加されている。

す。

有機塩素化合物は、農薬のＤＤＴやＢＨＣ、地下水汚染を起こしているトリクロロエチレンやテトラクロロエチレン、猛毒のダイオキシンなど、すべてが毒性物質と言っても過言ではありません。

リンパ球が減って免疫力低下の可能性

ただしスクラロースが、ＤＤＴやダイオキシンなどと同様な毒性を持っているというわけではありません。それでも妊娠したウサギに体重一kgあたり〇・七gのスクラロースを強制的に食べさせた実験では、下痢を起こして、それにともなう体重減少が見られ、死亡や流産が一部で見られました。

また、スクラロースを五%を含むえさをラットに四週間食べさせた実験では、胸腺《きょうせん》や脾臓《ひぞう》のリンパ組織の委縮が認められました。これは、結果的にリンパ球が減ってしまう可能性があるということであり、やはり免疫力の低下につながると考えられるのです。したがって、免疫力を高めたいという人は避けたほうがよいでしょう。

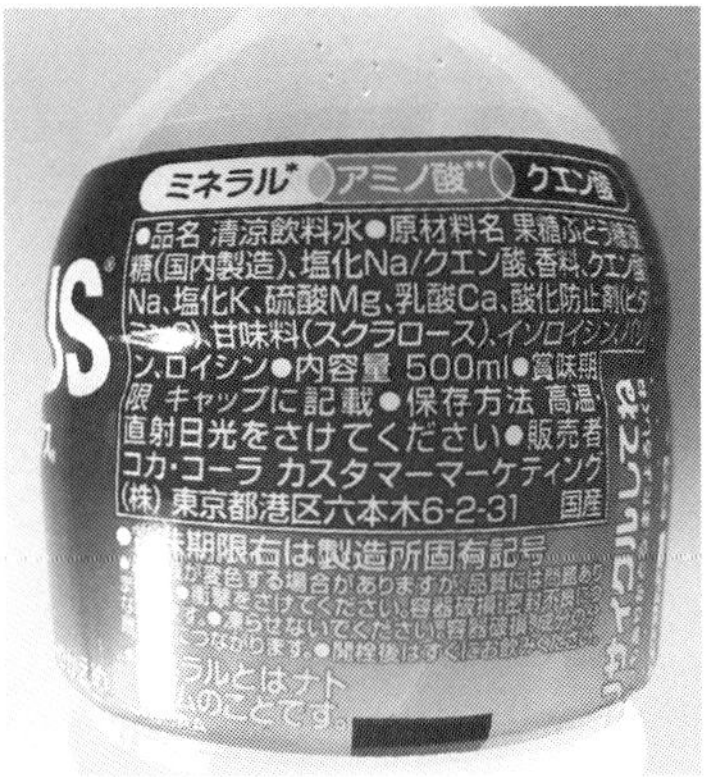

［アクエリアス］の原材料名
「甘味料（スクラロース）」の文字がある。

合成甘味料が脳卒中や認知症を3倍増やすというデータ

ところで、アセスルファムKやスクラロース、さらにアスパルテームなどの合成甘味料を摂り続けていると、脳卒中や認知症になるリスクが高まることが分かっています。ちなみにQ6でも述べたようにアスパルテームは、アミノ酸のL‐フェニルアラニンとアスパラギン酸、それに劇物のメチルアルコールを結合させたもので、砂糖の一八〇〜二二〇倍の甘味を持っており、コーラ、乳飲料、のどあめ、チョコレート、ガム、漬け物など数多くの食品に使われています。

二〇一七年四月、アメリカのボストン大学の研究グループが、合成甘味料を摂っていると脳卒中や認知症になるリスクが高まるという調査結果を『Stroke. May2017』に「Sugar and Artificially Sweetened Beverages and the Risks of Incident Stroke and Dementia: A Prospective Cohort Study」というタイトルで発表しました。

その研究報告によると、同グループでは、マサチューセッツ州のフラミンガムという町で住民の健康について継続的に調べていて、脳卒中は四五

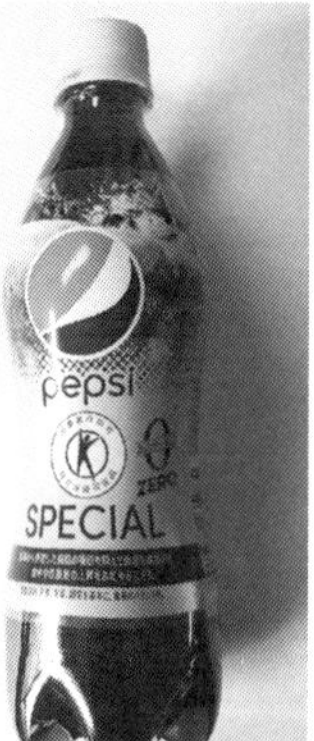

ダイエットコーラの一つ［ペプシスペシャル ゼロ］

合成甘味料のスクラロースとアセスルファムKが添加されている。

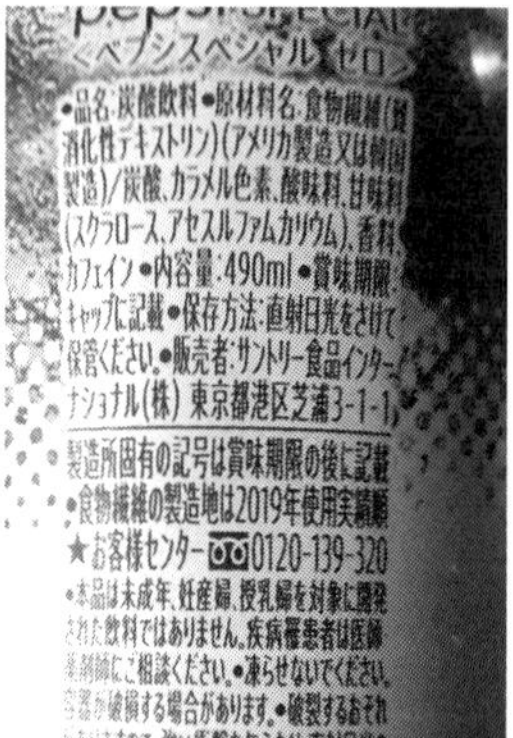

［ペプシスペシャル ゼロ］の原材料名

「甘味料（スクラロース、アセスルファムカリウム）」の文字がある。

歳以上の男女二八八八人、認知症は六〇歳以上の男女一四八四人を対象に、食生活などを詳しく聞いた後、一〇年以内に脳卒中になった九七人と認知症になった八一人について分析しました。

その結果、合成甘味料入りのダイエット飲料を一日一回以上飲んでいた人は、まったく飲まない人よりも虚血性の脳卒中およびアルツハイマー病（認知症の一種）になる確率が約三倍も高かったのです。

なお、砂糖入りの飲料を飲んでいる人についても調べましたが、脳卒中やアルツハイマー病との関連は認められませんでした。

どうして認知症やアルツハイマー病の発生率が高くなったのかについては分からないということですが、砂糖入り飲料では影響が認められなかったことから、合成甘味料が脳の血管や組織に何らかの悪影響をもたらしたことが考えられるのです。

プロブレムQ&A

III

胎児に障害をもたらす危険性のある添加物

Q15 添加物の中で胎児に先天性障害を引き起こすものはありますか？

妊娠中の女性は胎児に悪影響がおよばないように、とくに食べ物に気を使う人が多いですが、胎児に先天性の障害を起こす可能性のある添加物はありますか？

一番注意しなければならないのは防カビ剤のTBZ（チアベンダゾール）です。

Q3とQ4で輸入のグレープフルーツ、オレンジ、レモンなどには防カビ剤が使われていて、その中に発がん性やその疑いのあるものがあることを述べましたが、同じ防カビ剤の中に催奇形性《さいきけいせい》のあるものがあります。それがTBZです。

TBZは、OPPの使用が認可された翌年の一九八七年に認可されました。しかしOPPと同様にもともとは農薬として使われていたもので毒性が強いのです。そこで東京都立衛生研究所（現・東京都健康安全研究センター）ではその安全性を確認しようと、妊娠したマウスに対してTBZを体

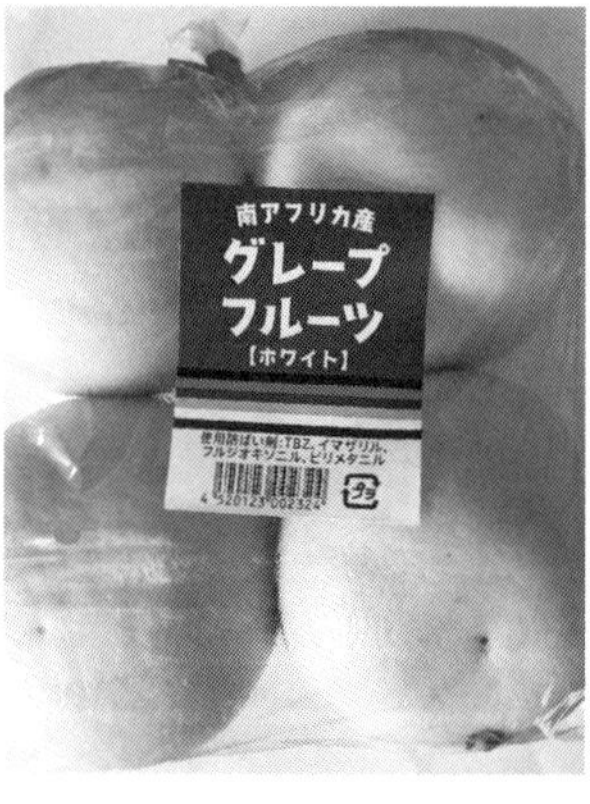

南アフリカ産のグレープフルーツ
防カビ剤（防ばい剤）のTBZのほか、イマザリル、フルジオキソニル、ピリメタニルが使われている。

重一kg当たり〇・七〜二・四g毎日経口投与するという実験を行ないました。その結果、お腹の中の子どもに外表奇形と骨格異常（口蓋裂、脊椎癒着）が認められたのです。

さらに妊娠ラットに対して体重一kg当たり一gのＴＢＺを一回だけ経口投与した実験でも、お腹の子どもに手足と尾の奇形が認められました。つまり、ＴＢＺには催奇形性があることが分かったのです。

しかし、厚生省はこの実験結果も受け入れようとはしませんでした。そのため、今もＴＢＺが輸入かんきつ類に使用されているのです。

妊娠中の女性は要注意

胎児はとてもデリケートな存在です。一つの卵子と一つの精子が合わさって受精卵となり、それが細胞分裂を繰り返して分化が起こり、背骨や心臓、脳、手、足などが次第にできていきます。それは生命の神秘ともいえるもので、実に複雑で精巧なメカニズムによって進行するものと考えられます。

そんな状態の時に、母親の体から有害な化学物質が送り込まれてくると、

右の南アフリカ産グレープフルーツのラベル

「ＴＢＺ」の文字がある。さらに「イマザリル」、「フルジオキソニル」、「ピリメタニル」の文字も。

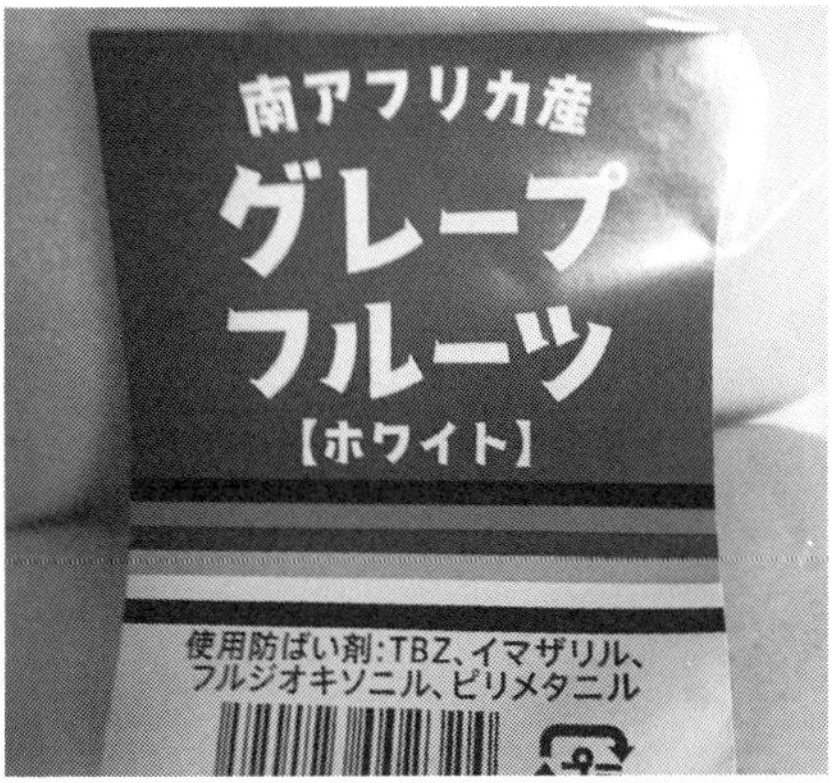

それは胎児に対して多大な影響をおよぼすことになります。実際に医薬品の場合、胎児に悪影響をおよぼすという理由で服用することが禁止されているものがたくさんあります。その点でＴＢＺも要注意物質と言えるでしょう。

「ＴＢＺはグレープフルーツやオレンジの果肉にも含まれているの?」という疑問を持つ人もいると思いますが、実は含まれているのです。ＴＢＺは皮に使われますが、皮から浸透して果肉にも達するからです。

東京都健康安全研究センターでは、毎年輸入かんきつ類を調べていますが、輸入されたグレープフルーツ、レモン、オレンジの全体からも、さらに果肉からもＴＢＺが検出されているのです。したがって、それらは食べないほうがよいでしょう。とくに妊娠中の女性は。

Q16 ほかに胎児に影響をおよぼす添加物はありますか？

防カビ剤のTBZ以外で胎児に先天性障害を引き起こす可能性のある添加物はありますか？　食品を赤や黄色などに染めているタール色素はどうですか？

まず合成甘味料のアセスルファムKが要注意です。

アセスルファムKは自然界にまったく存在しない化学合成物質ですが、こういう添加物が人間の体内に入ってきた場合、体はそれをうまく処理することができません。つまり、分解されることなく消化管から吸収されて血液に乗り、体中をめぐることになるのです。そして妊娠している女性では、それが胎盤から胎児に移行する可能性があるのです。

アセスルファムKの場合、妊娠したラットに投与した実験で胎仔に移行することが確認されています。ただし、「投与24時間後には消失し、蓄積性は認められなかった」という理由で使用禁止にはなりませんでした。

しかしアセスルファムK入りの食品を毎日食べ続けた場合、それが胎児に移行し続けることが考えられます。その影響がどうなるのか、まだ誰にも分かっていません。

自然界に存在しない化学合成物質は要注意

さらに合成甘味料のスクラロースも注意した方がよいでしょう。これは有機塩素化合物の一種であり、ひじょうに分解されにくい物質なので、アセスルファムKと同様に妊娠した女性が摂取した場合、胎児に移行する可能性があります。

このほか、やはりタール色素も注意すべきでしょう。これも自然界に存在しない化学合成物質で、体内で分解されにくいものです。そして、胎児に移行する可能性があります。

つまり、人工的に化学合成されたもので、自然界に存在せず、人間の体内で分解されにくい添加物はすべて要注意といえるのです。その点では、防カビ剤のOPPやOPP‐Na、イマザリルなども要注意です。

プロブレムQ&A

Ⅳ

子どもにとくに食べさせたくない添加物

Q17 子どもに蕁麻疹を起こす添加物があると聞きましたが、それはなんですか？

子どもは蕁麻疹などのアレルギーを起こしやすいですが、添加物の中にその原因となるものがあると聞きました。どんな添加物か教えてください。

蕁麻疹《じんましん》を起こすのは、合成着色料の一種のタール色素です。

とくに蕁麻疹を起こしやすいとされているのは、赤102（赤色102号）、黄4（黄色4号）、黄5（黄色5号）で、皮膚科医の間でも警戒されている添加物です。これらはタール色素の中でもっともよく使われているので、それだけ摂取する人が多く、そのため蕁麻疹を起こす人も多いと考えられます。

蕁麻疹はアレルギーの一種であり、免疫の働きによって起こります。そのメカニズムは、次のようなものです。

まず蕁麻疹を起こすアレルゲン（魚介類、肉類、卵、添加物など）が口から入ってきて、それらのアレルギー成分が体内に侵入したとします。するとそれを免疫が察知して、ヘルパーT細胞（ヘルパーTリンパ球）という免疫細胞が、B細胞（Bリンパ球）という免疫細胞に指令をだします。さらに、B細胞はその指令に従って、IgE抗体（免疫グロブリンE抗体）というものを作り出します。そして、IgE抗体は肥満細胞（マストセル）という細胞の表面にくっつきます。この細胞は肥満を起こすわけではなく、丸く太ったように見えるのでこんな名前が付いています。

ただしこれだけではアレルギー反応はおこりません。アレルギー成分が再び侵入してくると、それを肥満細胞の表面のIgE抗体がキャッチして、その結果肥満細胞からヒスタミンやロイコトリエンといった生理活性物質が放出されます。これらの物質は、血管を拡張させたり、血管の壁から物質が通り抜けやすいようにするなどの作用があります。その結果、血液から血しょう成分が漏れ出して、皮膚が赤くなったり、かゆくなったりするのです。これが、いわゆる蕁麻疹という症状です。

蕁麻疹は体の警告反応

蕁麻疹は一種の防御反応であり、また警告反応であるという見方ができます。つまり、その人にとってうまく処理できない物質が入ってきたとき

アレルギーが起こるメカニズム

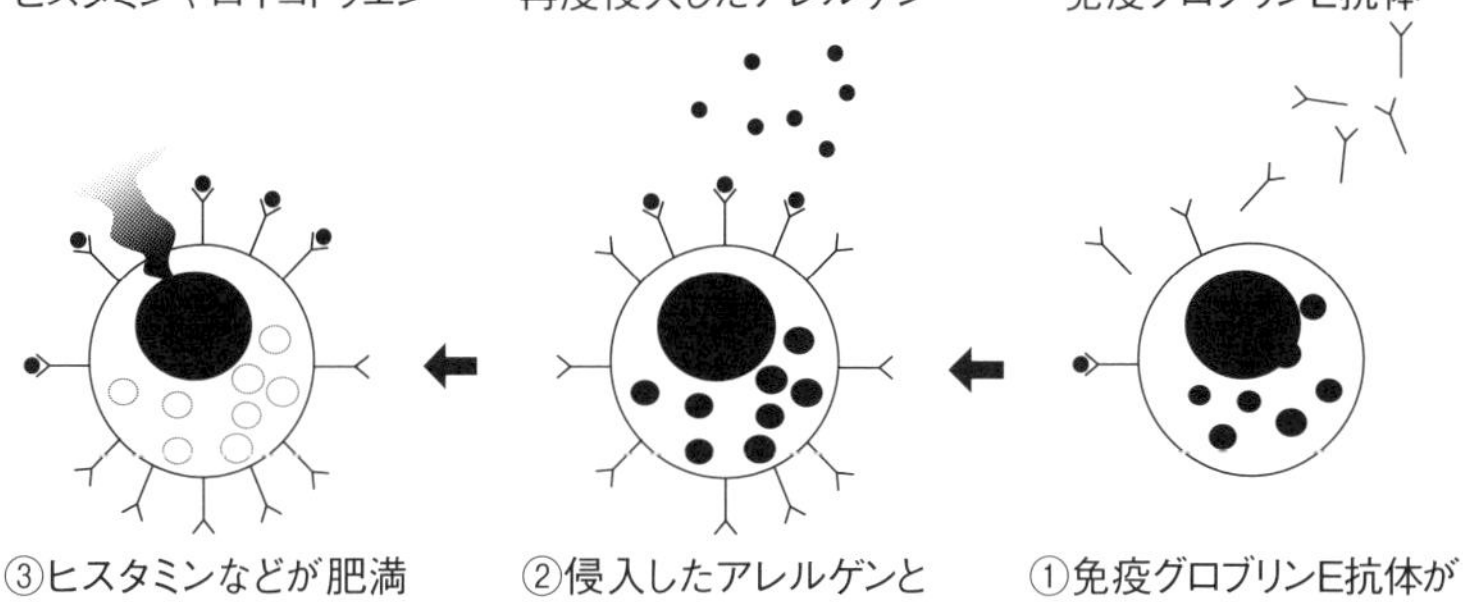

①免疫グロブリンE抗体が肥満細胞へ結合する。
②侵入したアレルゲンと反応する。
③ヒスタミンなどが肥満細胞から放出される。

に、それを免疫が察知して血液から排除しようとします。それが、蕁麻疹という症状として現れると考えられます。また体が「もうこんな物質は取り込まないようにして」と訴えているという見方もできます。

タール色素は体にとっては異物であり、いわば「邪魔者」です。それは血流に乗って体中をグルグル巡り、臓器や細胞の遺伝子に障害をもたらす可能性があります。それを体の免疫が素早く察知して、警告を発するとともに、排除しようとします。その表れが蕁麻疹と考えられます。ですから、蕁麻疹が出たらすぐさま食べるのをやめるようにしなければなりません。

添加物の中にはタール色素と同様に分解されずに血流に乗って体の中をぐるぐる巡るものがあります。合成甘味料のアセスルファムKやスクラロースなどもそうです。そうした添加物も蕁麻疹などのアレルギーを起こす可能性があると考えられます。

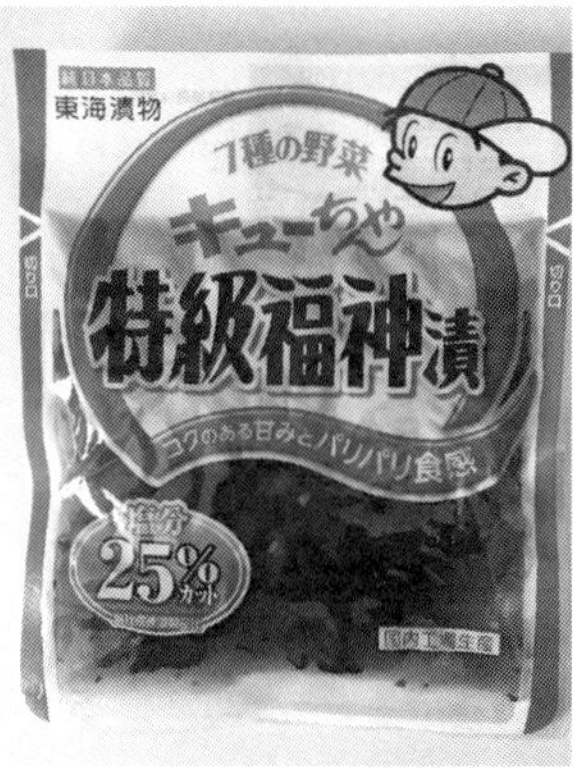

東海漬物［キューちゃん特級福神漬］

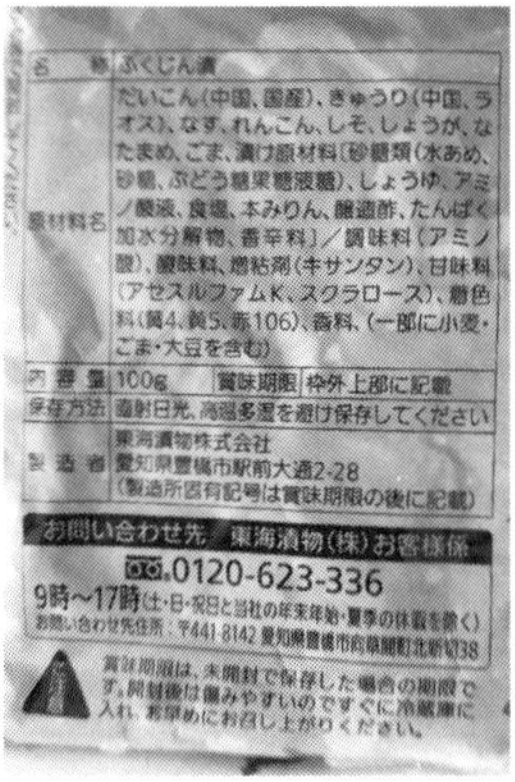

［キューちゃん特級福神漬］原材料名

タール色素が使われている。「着色料（黄4、黄5、赤106）」の文字がある。さらに「甘味料（アセスルファムK、スクラロース）」の文字も。

Q18 小児がんと関係がある添加物はありますか？

子どもでもがんになるケースがあるようです。成長期にある子どもにとって化学物質の影響は大きいように思われます。とくに小児がんと関係ある添加物は？

まだ未確認ですが、実は小児がんと関係があるのではないかと疑われる添加物があります。

がんは大人の病気と思われていますが、子どもでも発症します。国立がん研究センターの「がん情報サービス」によると、日本ではその数は年間二〇〇〇～二五〇〇人です。

同情報サービスによると、小児がんのなかで最も多いのは白血病で、全体の三八・四％、二番目は脳腫瘍で一六・〇％、三番目はリンパ腫で九・〇％となっています（二〇〇九～二〇一一年）。これら三種類のがんだけで、全体の六割以上を占めることになります。

なお子どもの場合、四歳までは先天異常が死亡原因の第一位ですが、そ

明治のドリンクヨーグルト「R－1 低糖・低カロリー」

合成甘味料のアスパルテームが使われている。

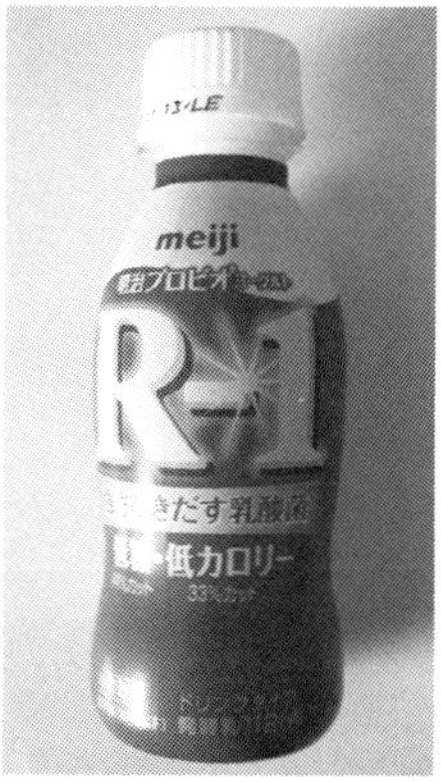

れ以降は自殺を除けば、がんが死亡原因の第一位となっています。

アスパルテームとの関係は？

ところで、単なる偶然なのか、あるいは何らかの因果関係があるのかは不明ですが、白血病、脳腫瘍、リンパ腫の三つのがんは、合成甘味料のアスパルテームが引き起こすのではないかとされているがんと同じなのです。

アスパルテームについてはQ８で述べたようにアメリカでは複数の研究者によって、脳腫瘍との関係が指摘されました。またイタリアで行なわれた動物実験では、白血病やリンパ腫を起こすことが認められています。

アスパルテームは低カロリー甘味料として、ガムのほか、キャンディ、チョコレート、ゼリー、コーラ、カフェオレ、ドリンクヨーグルトなどに使われています。いずれも子どもたちが好む食品といえます。

子どもは日々成長を続けており、それだけ細胞の分裂や増加も多く、そうした状況のところに、発がん性のある添加物が毎日体内に入ってくれば、その影響をもろに受けることが考えられます。その結果、がんが発生することもあるでしょう。

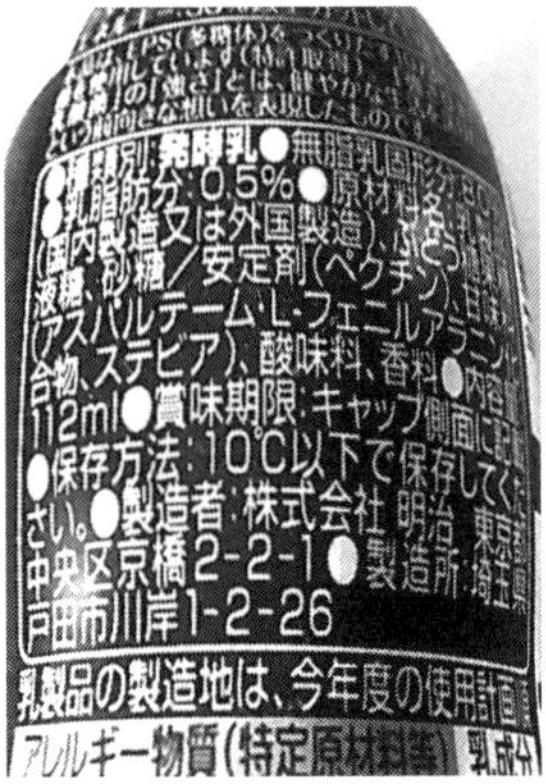

［R－1低糖・低カロリー］の原材料名
「甘味料（アスパルテーム・フェニルアラニン化合物）」の文字がある。

実際に子どもたちの体がアスパルテームによって影響を受けているのかどうかを知ることは困難ですが、予防原則（科学的に因果関係が十分証明されていなくても、規制措置を行なうという考え方）に従えば、アスパルテームの摂取はできるだけ止めさせたほうがよいでしょう。

Q19 ほかに子どもが注意すべき添加物はありますか？

子どもは細胞が盛んに分裂して増えているので、化学物質の影響を受けやすいと考えられます。子どもが避けるべき添加物はほかにもありますか？

本書Ⅰの「がんになりたくなければ、この添加物は食べてはいけない」で取り上げた添加物は、どれも子どもにはできるだけ摂取させないほうがよいでしょう。

とくに合成保存料の安息香酸と安息香酸Naには注意したほうがよいでしょう。というのも、これらは子どもが好きな炭酸飲料やエナジードリンク、栄養ドリンクなどに添加されているからです。

安息香酸や安息香酸Naは、Ｑ５で述べたように、人間に白血病を引き起こすことが明らかになっているベンゼンをもとに作られていて、ベンゼンに似た化学構造をしています。

したがって、ベンゼンと同様に人間の骨髄細胞に影響して、結果的に白血病などを起こす可能性が考えられます。

さらに条件によってはベンゼンに変化することもあります。そうなると、明らかに白血病の原因となります。

Q18で述べたように小児がんの第一位は白血病で、その一因としてアスパルテームが疑われますが、安息香酸や安息香酸Naが関係している可能性もあります。

「人体汚染」を起こす添加物は避けよう

また合成甘味料のアセスルファムKやスクラロースもできるだけ摂らせないほうがよいでしょう。

「環境汚染」という言葉があります。これはダイオキシンやDDT、BHCなどの有機塩素化合物、その他の環境中では分解されにくい化学合成物質によって、地球環境が汚染されることです。

同じく人体でも、有機塩素化合物の一種のスクラロース、あるいはアセスルファムKやタール色素など体内で分解されない化学合成物質が血液に乗って全身を巡るというのは、「人体汚染」を起こしているといえます。

とくに避けるべき添加物
［発色剤］亜硝酸Na
［着色料］タール色素（赤色2号、赤色3号、赤色40号、赤色102号、赤色104号、赤色105号、赤色106号、黄色4号、黄色5号、青色1号、青色2号、緑色3号）、カラメルⅢ、カラメルⅣ
［防カビ剤］OPP、OPP-Na、TBZ、イマザリル、フルジオキソニル、ピリメタニル、アゾキシストロビン、プロピコナゾール
［保存料］安息香酸Na、安息香酸
［甘味料］サッカリンNa、アスパルテーム、アセスルファムK、スクラロース
［酸化防止剤］亜硫酸塩
［小麦粉改良材］臭素酸カリウム

これが長期間続いた場合、どういう結果になるのかはまだ誰も分かっていません。まさしく今、私たちの体で試されている状態です。

したがって、成長期にあって化学物質の影響を受けやすいと考えられる子どもに対しては、こうした「人体汚染」を起こす添加物はできるだけ避けるようにしたいものです。

プロブレムQ&A

V

改めて食品添加物とは何ですか

Q20 そもそも食品添加物とは、何ですか?

食品と食品添加物はどのように違うのでしょうか? また「添加物は危険だ」という指摘がなされていますが、どんな点が問題なのでしょうか?

添加物は、食品（食品原料）を使って加工食品を製造する際に、加工しやすくしたり、保存性を高めるなどの目的で添加するものです。

私たちが毎日食べている米や麦などの穀類、ネギやキャベツ、大根などの野菜類、ワカメやノリなどの海藻類、みかんやなし、りんごなどの果物類、さらにしょうゆやみそ、しおなどの調味料類などは、昔から人間が食べ続けているものです。つまり、長い食の歴史によって、安全性が確認されている食品なのです。

一方で、加工食品に使われている、発色剤、着色料、保存料、防カビ剤、甘味料などの食品添加物は第二次世界大戦後になって本格的に使われるようになったもので、まだ七五年くらいの歴史しかありません。しかもその安全性の確認は、ネズミやウサギなどの動物によって行なわれたもので、人間によって確認されているわけではありません。

つまり、人間にとって安全かどうかよく分からないまま使われている状況なのです。

食品は栄養やエネルギーになるが、添加物は役立たない

食品（食品原料）は、米にしても野菜類にしても、調味料類にしても、体内で各種の栄養素となって体を作ったり、エネルギーになったりして役立ちます。つまり私たちが体を維持していくためには必要不可欠なものなのです。

一方、添加物はその多くが石油製品などから化学的に合成されたものです。その中には自然界にまったく存在しない化学合成物質も少なくありません。

または樹木や昆虫、細菌などから抽出されたものもあります。これらの多くは栄養にはならず、体にとっては役に立ちません。その点が、食品と添加物との最大の違いです。

しかも添加物は栄養にならないどころか、一部は体にとって異物となり、体の細胞や遺伝子に悪影響をおよぼす可能性があるのです。

発がん性のある添加物が今も使われている

厚生労働省では使用を認可した添加物について、「安全性に問題はない」と言っていますが、前述のように添加物の安全性は人間では確認されていません。すべてネズミやイヌなどの動物を使った実験によって調べられているだけなのです。

しかも、動物実験で発がん性や催奇形性《さいきけいせい》（胎児に先天性障害をもたらす毒性）、免疫力の低下、肝機能障害などの毒性が認められたにもかかわらず、認可されている添加物が少なくないのです。たとえば合成着色料の赤2（赤色2号）はアメリカでは、動物実験の結果から「発がん性の疑いが強い」という理由で使用が禁止されました。

ところが日本では使用禁止とならず、今でもエナジードリンクやかき氷シロップなどに使われています。

またQ3やQ15で述べたように防カビ剤のOPPとOPP－Naは発が

ん性が認められ、ＴＢＺは催奇形性が認められたにもかかわらず、今でも輸入のグレープフルーツ、オレンジ、レモンなどに使われているのです。

胃部不快感などの微妙な影響は動物実験では分からない

また動物実験では、添加物が人間におよぼす微妙な影響を知ることはできません。動物実験で分かるのは、がんができるか、先天性障害が発生するか、腎臓や肝臓などの臓器に障害が出るか、体重が減るかなどかなりはっきりと分かる症状です。

一方、人間が添加物を摂取した時の微妙な影響、すなわち舌や歯茎に対する刺激感、あるいは胃が張ったり、痛んだり、重苦しい、もたれるなどの胃部不快感、下腹の鈍痛、アレルギーなど自分で訴えないと他人には伝わらない症状は、動物では確かめようがないのです。

さらに、人間が受けるそうした微妙な影響は、添加物が複数使われていた時に現れやすいと考えられます。様々な添加物の刺激を胃や腸などの粘膜が受けることになるからです。ところが、動物実験では、複数の添加物をあたえるという実験は行なわれていません。一品目についてのみ、調べられているだけなのです。

以上のように添加物についてはいくつも問題点があるため、できるだけ添加物の少ない食品を選んだほうが賢明といえます。

Q21 添加物はどうして使われているのですか？

「添加物は不安なので摂りたくない」という消費者が多いと思います。にもかかわらず、どうして多くの加工食品に添加物が使われ続けているのでしょうか？

一言で言うと、加工食品を製造・販売する業者にとって便利だからです。現在、加工食品は機械によって大量生産されるケースが多くなっていますが、その際に原材料を混ぜ合わせたり、漂白したり、着色したり、甘味をつけたり、香りをつけるなどの工程で添加物を使うことで製造が容易になります。

また全国各地のコンビニやスーパーなどに運ぶのには時間がかかりますし、さらに店で陳列してから売れるまでにも時間がかかります。その間製品が腐敗したり、変質したりしないようにするのにも添加物がとても便利なのです。

食品行政の基本法である食品衛生法では、添加物について「添加物とは、食品の製造の過程において又は食品の加工若しくは保存の目的で、食品に添加、混和、浸潤その他の方法によって使用する物」（同法第4条）と定義されています。

つまり、食品原料を使って加工食品を製造する際に、加工しやすくしたり、保存性を高めたりするなどの目的のために添加するものということです。

ネガティブリスト方式からポジティブリスト方式に

日本で化学合成された添加物が使われ始めたのは、明治の初期で、清酒に添加された殺菌料のサリチル酸が第一号とされています。これを添加することで、日持ちを向上させることができたからです。その後、食品に化学合成品を添加するケースが増えていき、その安全性を危惧する声が上がり始めました。

そこで明治政府は、一八八〇年（明治一三年）に「鉱物性染料およびアニリン（合成着色料の一種）を食品着色に取り締まる規制」を公示しました。これが添加物に対する最初の規制です。それ以後は有害・有毒な化学物質

食品衛生法

食中毒など飲食に起因する衛生上の危害を防止し、食品の安全性を確保するために一九四七年に制定された法律で、食品行政の基本法といえる。食品、添加物、器具や容器包装、表示、広告、行政による監視指導、検査、営業許可などが定められている。このほか有害な食品の販売禁止や食中毒の防止についても規定が設けられている。

のリストを発表して、その使用を禁止するという形で取り締まりが行なわれました。これを、ネガティブリスト方式と言います。

ネガティブリスト方式による規制は、明治、大正、昭和初期まで実施されましたが、第二次世界大戦後はポジティブリスト方式が採用されることになりました。これは原則として添加物の使用を禁止して、政府が安全であると判断したものを公表し、それのみの使用を認めるというものです。

そして一九四八年にはこの方式にしたがって、約六〇品目の添加物が指定（認可）されました。その主なものは、安息香酸Naなどの保存料、過酸化水素などの殺菌料、赤色2号、黄色4号などの着色料などでした。

戦後の混乱期のため食料が不足していたので、保存料を添加することで腐敗を防いで流通期間の長期化を図るという狙いがあったようです。また赤や黄色などに着色することで食品の退色を防ぐことで、やはり流通の長期化を狙ったと考えられます。

高度経済成長期に添加物は急増

その後日本は高度経済成長期（一九六〇～一九七〇年）に入り、添加物の数は急激に増えて、一九六九年には三五六品目に達しました。ちなみに、この当時添加物と言えば、化学的に合成された添加物（合成添加物）だけでした。

工業品は、大量生産、大量消費の時代となり、食品も同様な道筋を歩みました。機械化されて、単一なものが大量に生産されるようになったのです。そのため、食品を加工するために、あるいは腐敗や変色、変質を防いで流通期間を長くするために、添加物の必要性はますます増していき、その数も増えていきました。

最近の傾向は、肥満の人が増えたため、ダイエットに役立つような添加物が増えているということです。合成甘味料のアスパルテーム、スクラロース、アセスルファムKなどがその典型です。業者はそれらを利用し、低カロリーやゼロカロリーをうたうことで製品の売り上げを伸ばそうと様々な食品に添加するという状況になっているのです。

Q22 添加物にはどんな種類がありますか?

添加物には、化学的に合成されたものや自然界にある植物や昆虫などから抽出されたものなどがあるようですが、まとめてわかりやすく説明してください。

法律で定められた添加物は全部で四種類あります。しかし、そのうち本来の添加物といえるものは二種類であり、それは次の①指定添加物と②既《き》存添加物《そんてんかぶつ》です。

① **指定添加物**……厚生労働大臣が安全と判断して、使用を認めた添加物を「指定添加物」といいます。二〇二二年一一月現在で、指定添加物は四七四品目あります。そのほとんどは、化学的に合成された添加物、すなわち合成添加物です。これらは、石油製品などを原料に製造されたものです。ただし、指定添加物のうち、ヒマワリレシチンなどごく一部は天然にある植物などから抽出された天然添加物です。

(例)亜硝酸Na、赤色2号、赤色102号、赤色106号、黄色4号、黄色5号、青色1号、緑色3号、OPP、OPP-Na、TBZ、イマザリル、アセスルファムK、スクラロース、アスパルテーム、安息香酸Na、安息香酸、サッカリンNa、二酸化硫黄、臭素酸カリウムなど。

② **既存添加物**……天然に存在する植物、海藻、昆虫、細菌、鉱物などから特定の成分を抽出して、保存や着色、増粘《ぞうねん》(粘性を高める)などの目的で添加されるものです。長年使われてきたこれらの天然添加物を、「既存添加物」として名簿化し、使用を認めているのです。既存添加物の中には安全性が確認されていないものもあり、その作業が進められているところです。二〇二二年一一月現在で三五七品目あります。

(例)カラメル色素、クチナシ色素、パプリカ色素、アナトー色素、ベニコウジ色素、ベニバナ色素、コチニール色素、キサンタンガム、グァーガム、カラギナン、しらこたん白、ステビア、トレハロース、レシチン、環状オリゴ糖など。

食品添加物の分類	種類	内容
	指定添加物	・合成添加物がほとんど。一部天然由来のものも。 ・簡略名、類別名での表示が認められている。474品目。
	既存添加物	・すべて天然添加物。 ・別名、種別名、簡略名での表示が認められている。357品目。
	一般飲食物添加物	・100品目程度。
	天然香料	・600品目程度。

※2022年11月現在

指定添加物と既存添加物は、ポジティブリスト方式に基づくものであり、リストアップされたもの以外のものを食品に添加することは禁止されています。

一般飲食物添加物と天然香料

さらに①と②の二種類のほかに、③一般飲食物添加物と④天然香料があります。

③　**一般飲食物添加物**……これは、ふだん私たちが食べている食品を添加物と同じような目的で使ったり、または食品から特定の成分を抽出して添加物としてつかうものです。たとえば、着色料として使われるオレンジ果汁やブルーベーリー果汁などがあります。また、アカキャベツから抽出されたアカキャベツ色素、大豆から抽出されたダイズ多糖類などがあります。こうした一般飲食物添加物は、約一〇〇品目リストアップされています。

④　**天然香料**……これは、天然に存在する植物や動物、昆虫などから抽

出された香り成分で、全部で約六〇〇品目もリストアップされています。なお、天然香料は、指定添加物の中にある合成香料とは、区別されています。

リストになくても使える添加物

ただし、①・②と③・④には、決定的な違いがあります。それは①と②の場合、指定または名簿化されている品目、すなわちリストアップされた品目しか使うことができませんが、③と④は、リストアップされていない品目でも使うことができるのです。

一般飲食添加物の場合、もともと人間によって食されている食品を添加物として使うわけですから、安全性は高いと言えます。したがって、厳しく規制する必要はないわけです。そのため、リストアップ以外の品目も使えることになっていると考えられます。

また天然香料は、天然に存在する植物や動物などから抽出されたものであり、添加する量が微量なので、安全性に対する影響は少ないと考えられているようです。そのため、リストアップ以外の品目も使うことができるのです。

以上のように一口に添加物と言っても四つの種類があり、それぞれ大きな違いがあることをよく理解しておいてください。

ちなみに危険性の高いものは、ほとんどが①指定添加物に属しており、Iの「がんになりたくなければ、この添加物は食べてはいけない」で取り上げた添加物はほとんどがこれに当たるものです。なおカラメル色素は、②既存添加物に属します。

プロブレムQ&A

Ⅵ

一目でわかる添加物表示の見方

Q23 原材料名の食品と添加物を見分ける方法を教えてください。

スーパーなどで加工食品を買う際に添加物が気になって、原材料名をよく見ています。どれが添加物でどれが食品なのか一目で見分けることはできますか?

原材料名の「／」以降が添加物なので、すぐに見分けられます。

市販の加工食品には必ず原材料名が表示されています。そこではまず食品（食品原料）が使用量の多い順に表示されます。下の図は、ある会社の食パンの原材料名です。最初に「小麦粉」とあり、「糖類」「マーガリン」と続いていきます。つまり、使用量の多い順に食品原料が表示されているのです。

そして「醸造酢」まで続き、その後に「／」があります。これ以降が添加物となります。添加物も使用量の多い順に表示されます。この食パンでは、「乳化剤、イーストフード、V・C（ビタミンC）」の順に使用量が多いので、その順で表示されています。なお乳化剤とは、水と油を混じりやす

ある会社の食パンの原材料名

「／」以降が添加物。

原材料名	小麦粉、糖類、マーガリン、パン酵母、食塩、バター、発酵種、植物油脂、粉末油脂、醸造酢／乳化剤、イーストフード、V.C

くするもので、イーストフードはパンをふっくらと焼き上げるために添加されるものです。

もう一つ例示しましょう。下の図を見てください。これは、あるハム会社のウインナーソーセージの原材料名です。まず豚肉、豚脂肪、糖類（水あめ、砂糖）などの食品原料が使用量の多い順に書かれています。

そして香辛料の次に「／」があります。これ以降の調味料（アミノ酸等）、リン酸塩（Na）、酸化防止剤（ビタミンC）、pH調整剤、発色剤（亜硝酸Na）がすべて添加物です。

ちなみに「調味料（アミノ酸等）」は、調味料としてアミノ酸等が使われているという意味です。「酸化防止剤（ビタミンC）」は、酸化防止剤としてビタミンCが、「発色剤（亜硝酸Na）」は、発色剤として亜硝酸Naが使われているという意味です。

なお、pH調整剤は食品の酸性度やアルカリ度を調整するためのもので、保存性向上の目的でも使われています。

あるハムメーカーのウインナーソーセージの原材料名
「／」以降が添加物。

原材料名	豚肉、豚脂肪、糖類（水あめ、砂糖）、食塩、香辛料／調味料（アミノ酸等）、リン酸塩（Na）、酸化防止剤（ビタミンC）、pH調整剤、発色剤（亜硝酸Na）

Q24 物質名と用途名はどう違うのですか？

添加物は、「ビタミンC」や「赤102」などの物質名のほかに、「酸化防止剤」や「着色料」などの用途名があると聞きました。これらはどう違うのでしょうか？

添加物は、指定添加物と既存添加物、さらに一般飲食物添加物と天然香料がありますが、原則としてすべて物質名を表示することになっています。たとえば、ビタミンC、赤102（赤色102号）、クエン酸、亜硝酸Na、カラメル色素などのように具体的な名称が物質名です。基本的には原材料名にはこれらの物質名を書くことになっています。

一方用途名とは、その用途、すなわち使う目的を表す言葉です。たとえば赤102を着色料として使った場合、「着色料（赤102）」という表示になります。この「着色料」というのが用途名です。

「甘味料（アセスルファムK）」という表示の場合、「甘味料」が用途名で、「アセスルファムK」が物質名、「保存料（安息香酸Na）」の場合、「保存料」

が用途名で「安息香酸Na」が物質名です。

ところで、添加物によっては物質名と用途名の併記が義務付けられているものがあります。例えばハムには、発色剤としての用途に亜硝酸Naが使われていますが、用途名の発色剤と物質名の亜硝酸Naを併記して、「発色剤（亜硝酸Na）」という表示になります。さらに酸化防止剤としてビタミンCが使われていますが、「酸化防止剤（ビタミンC）」という表示に。これを用途名併記といいます。用途名併記が義務付けられているものは、次の用途に使われる添加物です。

・**発色剤**……黒ずみを防いで、色を鮮やかに保つ
・**酸化防止剤**………酸化を防止する
・**保存料**……保存性を高める
・**着色料**……着色する
・**甘味料**……甘味をつける
・**漂白剤**……漂白する
・**糊料（増粘剤、ゲル化剤、安定剤）**……トロミや粘性をもたせたり、ゼ

あるハムメーカーのロースハムの原材料名

「酸化防止剤（ビタミンC）」、「発色剤（亜硝酸Na）」、「甘味料（アセスルファムK、スクラロース、ネオテーム）」が用途名併記。

原材料名	豚ロース肉、豚肉、卵たん白、大豆たん白、食塩、乳たん白、豚コラーゲン、香辛料／調味料（有機塩等）、リン酸塩（Na）、ガゼインNa、酸化防止剤（ビタミンC）、発色剤（亜硝酸Na）、コチニール色素、甘味料（アセスルファムK、スクラロース、ネオテーム）、香辛料抽出物

リー状に固める）

・防カビ剤……カビの発生や腐敗を防ぐ

なお、着色料については、添加物名に「色」の文字がある場合、用途名を併記しなくてよいことになっています。たとえば、「カラメル色素」は、「色素」の文字があるので、用途名の着色料は併記されません。着色料と書かなくても、用途がわかるからです。

これら用途名併記が義務付けられている添加物は、危険性の高いものが多いので注意してください。ただし中にはビタミンCやE、βカロチンのように安全性の高いものもあります。

Q25 物質名が表示されない添加物があると聞きましたが、なぜですか？

添加物の中には物質名が表示されないものがあると聞きましたが、それはどんなものですか？　そして、それはどうしてなのですか？

添加物は食品表示法に基づいて、原則としてすべて物質名を表示することになっていますが、実際にはその多くは物質名が表示されていないのが現状です。なぜなら「一括名表示」という大きな抜け穴があるからです。

一括名とは、実質的には用途名とほぼ同じです。たとえば、乳酸とクエン酸とリンゴ酸を「酸味料」という用途に使ったとします。この場合、乳酸、クエン酸、リンゴ酸という物質名を表示せずに、「酸味料」という一括名だけでよいのです。これが一括名表示です。一括名表示が認められているものは、次のようなものです。

・酸味料……酸味をつける

食品表示法
食品表示を規定する法律で、二〇一五年四月より施行。それまで食品の表示に関しては、食品衛生法、JAS法、健康増進法によってそれぞれ規定されていたが、それらを統合して包括的かつ一元的にしたものが食品表示法。食品を摂取する際の安全性および消費者の自主的な食品選択の機会を確保するための法律。

・香料……香りをつける
・乳化剤……油と水を混じりやすくする
・調味料……味付けをする
・膨張剤……食品を膨らます
・pH調整剤……酸性度やアルカリ度を調節し、保存性を高める
・イーストフード……パンをふっくらさせる
・ガムベース……ガムの基材となる
・チューインガム軟化剤……ガムを軟らかくする
・豆腐用凝固剤……豆乳を固める
・かんすい……ラーメンの風味や色あいを出す
・苦味料……苦味をつける
・光沢剤……つやを出す
・酵素……タンパク質からできた酵素で、様々な働きがある

なお調味料の場合、アミノ酸、核酸、有機酸、無機塩の四種類があり、そのいずれかを表示することになっています。たとえば、アミノ酸の一種

ある食品会社のチューブ入り香辛料の原材料名

「酸味料」と「香料」が一括名表示。「増粘剤（キサンタン）」は用途名併記。その他は物質名。

原材料名	本ワサビ、コーン油、食塩／ソルビット、加工デンプン、トレハロース、セルロース、酸味料、香料、増粘剤（キサンタン）

であるL‐グルタミン酸Naを使っていた場合、「調味料（アミノ酸）」という表示になります。またアミノ酸以外のものを同時に使っている場合、「調味料（アミノ酸等）」という表示になります。

原材料名欄に表示しきれないので

それぞれの一括名に当てはまる添加物は、おおよそ数十品目あります。合成の香料は約一六〇品目、天然の香料は約六〇〇品目もあります。したがって大半の添加物は、いずれかの一括名に当てはまるので、実際には物質名が表示されないことになってしまうのです。

なぜ一括名表示が認められているかと言うと、すべての添加物を物質名で表示すると、原材料名欄に表示しきれないというのが最大の理由です。また物質名をずらずら表示すると、添加物を多く使っていることが消費者に分かってしまい、製品が売れなくなる可能性があるので、業者としてはできるだけ表示したくありません。それを消費者庁が受け入れている面も否めません。

ちなみに一括名表示が認められた添加物は、全般的にそれほど危険性の高いものはありません。合成の香料の中には毒性の強いものもありますが、添加量が微量なので影響は少ないと考えられています。

なお、一括名表示でもなく、用途名併記でもない添加物は、単に物質名だけが表示されることになります。

Q26 使っても表示されない添加物があるというのは本当ですか？

添加部の中には、使用しているのに表示されない添加物があるというのは本当ですか？　本当なら、どうしてそんなことが認められているのですか？

それは、本当です。次の三種類の添加物は使っても表示しなくてもいいのです。

まず、**栄養強化剤**（**強化剤**）。これは加工食品の栄養を高めるために添加されるもので、ビタミン類、アミノ酸類、ミネラル類があります。体にとってプラスになり、安全性も高いと考えられているため、表示が免除されているのです。ただし、メーカーの判断で表示してもかまいません。

次に、**加工助剤**。これは食品を製造する際に使われる添加物で、最終の食品には残らないもの、あるいは残っても微量で食品の成分には影響をあたえないものです。たとえば、塩酸や硫酸がこれにあたります。これらは、タンパク質を分解するなどの目的で使われていますが、水酸化Na（これも添加物の一つ）などによって中和して、食品に残らないようにしています。この場合、加工助剤とみなされ、表示が免除されます。

もう一つは、**キャリーオーバー**で、原材料に含まれる添加物のことです。たとえば、せんべいの原材料は、米としょう油ですが、しょう油のなかに保存料が含まれていることがあります。この際、保存料がせんべいに残らないか、あるいは残っても効果を発揮しないほど微量である場合、キャリーオーバーと判断されます。キャリーオーバーは表示免除となるため、原材料の表示は「米、しょう油」となります。

ただし保存料が残っているかどうか、残っていたとして効果を発揮するかどうかの判断はとても微妙であり、その判断はメーカーに任されています。もしメーカーが、「残っていない」あるいは「効果を発揮していない」と判断すれば、それは原材料に使われていた「キャリーオーバー」の添加物ということで表示されません。

一方で、メーカーが「効果を発揮するほど残っている」と判断すれば、表示されることになります。結局、メーカーのさじ加減ということになるのです。

使っても表示されない、すなわち表示免除の添加物

表示免除
- 栄養強化剤
- 加工助剤
- キャリーオーバー
- その他（容器・包装に入っていない食品）

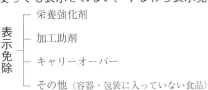

バラ売りの製品は表示されない

このほか店頭でバラ売りされているあめ、パン、ケーキなども、添加物の表示をしなくてよいことになっています。また物産展で売られている明太子やたらこなど、対面で売られているものも表示されていません。つまり、容器・包装に入っていない食品は、添加物を表示しなくてもよいのです。

ただし、輸入のグレープフルーツやレモン、オレンジなどのかんきつ類に防カビ剤が使われていた場合は、バラ売りされているケースでも、ポップやプレートなどを設置して防カビ剤の物質名を表示しなくてはなりません。防カビ剤はもともと農薬として使われていたもので毒性が強いため、表示することで消費者が選択できるようにしているのです。

さらにあめなどに合成甘味料のサッカリン、サッカリンNa、サッカリンCaが使われていた場合はバラ売りのケースでも、表示しなくてはなりません。これらの添加物は、いずれも発がん性の疑いがあるため、やはり選択できるようにしているのです。

プロブレムQ&A

Ⅶ

それほど心配しなくてもいい添加物

Q27 添加物の中で安全なものはあるのですか？

添加物はいろいろな種類があり、また発がん性など危険なものがあることはわかりました。そんな添加物の中で、安全性の高いものはあるのですか？

安全性が高く、食品に使っても問題ないものもあります。その一つは、栄養強化剤（強化剤）です。

添加物の多くは、保存料や着色料、酸化防止剤など業者にとって都合のよいものです。しかし、栄養強化剤は食品に特定の栄養素を強化するための添加物であって、消費者にメリットのあるものです。

合成系の栄養強化剤は、ビタミン類（ビタミンC、ビタミンA、ビタミンB_2など）、アミノ酸類（L-バリン、グリシン、L-グルタミン酸、L-テアニンなど）、ミネラル類（塩化マグネシウム、炭酸カルシウム、乳酸カルシウムなど）があります。

いずれも、もともと食品に含まれている栄養素か、その類似物質が多い

栄養強化剤（強化剤）
- ビタミン剤
- アミノ酸類
- ミネラル類

ため、安全性の点では問題はありません。

ビタミンB_1は多少問題

ただし、栄養強化剤の中でもビタミンB_1は多少問題があります。ビタミンB_1はチアミンともいわれ、その化学構造は解明されており、化学的に合成されています。そしてそれが添加物として使われているのですが、添加物のビタミンB_1として使われているのはチアミンそのものではなく、その類似物質が使われているのです。それは、チアミン塩酸塩、チアミン硝酸塩、チアミンセチル硫酸塩、チアミンチオシアン酸塩、チアミンナフタレン-1、5-ジスルホン酸塩、チアミンラウリル硫酸塩などです。

チアミン塩酸塩は、チアミンに塩酸を結合させることで作られます。そしてチアミン塩酸塩をもとに、チアミン硝酸塩などそのほかのものが製造されています。これらはいずれも別個の化学物質であり、性質や毒性も違います。しかしチアミンの類似物質ということで、添加物のビタミンB_1として使うことが認められており、どれを使っても、「ビタミンB_1」という表示でよいのです。

チアミンそのものはビタミンの一種であり、安全性に問題はありません。ところが、その類似物質は、そうではありません。チアミン塩酸塩の場合、ラットに対して、一日に体重一kgあたり二gという大量を経口投与した実験では、体重が急激に減少し、四～五日目に五匹中三匹が死亡しました。解剖すると、肝臓、脾臓、腎臓の腫大が認められました。

ただしチアミン塩酸塩を最高で〇・一％えさに混ぜて、ラットに六か月間食べさせた実験では、体重、臓器重量について、対照群との間に有意な差は見られず、解剖や病理学的検索でも有意な差は見られませんでした。これらの実験結果から、チアミン塩酸塩を大量に動物に投与すると、害が発生するということになりますが、少量ならそれほど問題ないということです。

天然系も安全性は高い

ビタミンB_1は梅干しによく使われていますが、それはチアミンラウリル硫酸塩です。保存性を高める働きがあるため使われているのです。その毒性は動物実験の結果などからチアミン塩酸塩と同程度と考えられます。

また、チアミン硝酸塩、チアミンセチル硫酸塩の毒性もチアミン塩酸塩と同程度です。チアミンナフタレン-1，5-ジスルホン酸塩の毒性は、動物実験の結果からチアミン塩酸塩よりやや弱いと考えられ、チアミンチオシアン酸塩は、動物実験のデータが少なく、比較ができない状況です。

以上のもののほかに、天然系の栄養強化剤もあります。イノシトール、デュナリエラカロテン、未焼成カルシウムなどです。これらは天然に存在する植物などに含まれている栄養素であり、安全性に問題はありません。

なお栄養強化剤は、表示免除になっている添加物なので、使われても表示されないことがあります。ただし、食品業者の判断で表示されるケースもあります。

Q28 添加物の中でもそれほど危険でないものはあるのですか？

安全性の高い添加物があることは分かりましたが、安全とも言えず、また危険ともいえない添加物もあるのですか？

Q25でも述べましたが、一括名表示が認められている添加物は全般的にそれほど毒性の強いものではありません。

とくに酸味料、調味料、豆腐用凝固剤、酵素については、危険性の高いものは見当たりません。

また乳化剤も以前は安全性の高いものでした。ソルビタン脂肪酸エステルやショ糖脂肪酸エステル、グリセリン脂肪酸エステルなど安全性の高いものだけだったからです。

しかし近年になって、ポリソルベート60やポリソルベート80など発がん性の疑いあるものも加えられたため、安全性は不確かなものになってしまいました。

ビタミンCやトレハロースは問題ない

このほかQ24で述べた用途名併記が義務付けられている添加物の中にも、着色料のβ - カロチン、酸化防止剤のビタミンCやビタミンE、甘味料のソルビット（ソルビトール）、糊料のアルギン酸Naやカゼインなど安全性の高いものもあります。トレハロース（甘味を付けるとともに、保湿性を維持する）も最近よく使われていますが、もともときのこやエビなどにも含まれる二糖類なので、安全性に問題はありません。そのほか、もともと食品に含まれている成分（ビタミン類やアミノ酸類など）を人工的に化学合成して、添加物として使っている場合は安全性はそれほど問題ありません。

ただし、それほど毒性のない添加物でもたくさんの種類のものを一度に摂取すると、舌や歯茎が刺激されたり、胃が張ったり、重苦しくなるなどの胃部不快感に襲われることがありますので、その点は注意して下さい。

添加物の害を防ぐためには、まず本書のⅠ～Ⅳで取り上げた添加物を含む食品は避けるようにして下さい。さらに、できれば添加物のなるべく少ない食品を選ぶように心がけて下さい。

本書に出てくるデータは、

『第7版　食品添加物公定書解説書』（廣川書店）

『既存天然添加物の安全性評価に関する調査研究』（日本食品添加物協会）

『天然添加物の安全性に関する文献調査』（東京都生活文化局）

『食品添加物の実際知識第3版および第4版』（谷村顕雄著、東洋経済新報社）

『アセスルファムカリウムの指定について』『スクラロースの指定について』（厚生労働省行政情報）

『がんになる人　ならない人』（津金昌一郎著、講談社）

『発がん物質事典』（泉邦彦著、合同出版）

『農薬毒性の事典・改訂版』（植村振作ほか著、三省堂）

『がんはなぜ生じるか』（永田親義著、講談社）

『IARC Monographs evaluate consumption of red meat and processed meat』（WHO PRESS RELEASE No240）

『Sugar and Artificially Sweetened Beverages and the Risks of Incident Stroke and Dementia: A Prospective Cohort Study』（Stroke May2017）

などを参考にしています。

〈著者略歴〉

渡辺　雄二（わたなべ　ゆうじ）

1954年生まれ。栃木県宇都宮市出身。宇都宮東高校卒、千葉大学工学部合成化学科卒。消費生活問題紙の記者を経て、82年よりフリーの科学ジャーナリストとなる。以後、食品、環境、医療、バイオテクノロジーなどの諸問題を、「朝日ジャーナル」「週刊金曜日」「中央公論」「世界」などに執筆・提起し、現在にいたる。とくに食品添加物、合成洗剤、ダイオキシンなど化学物質の毒性に詳しく、講演も数多い。

著書　『食卓の化学毒物事典』『アレルギー児が増えている』（三一書房）、『超毒物ダイオキシン』（双葉社）、『危ない化学物質の避け方』『食品添加物の危険度がわかる事典』（KKベストセラーズ）、『食べてはいけない添加物　食べてもいい添加物』『コンビニの買ってはいけない食品　買ってもいい食品』『子どもに「買ってはいけない」「買ってもいい」食品』（だいわ文庫）、『食べるなら、どっち!?』『使うなら、どっち!?』（サンクチュアリ出版）『新・ヤマザキパンはなぜカビないか』（緑風出版）、『花王「アタック」はシャツを白く染める』（同）、『喘息・花粉症・アトピーを絶つ』（同）、『健康食品は効かない!?』（同）、『ファブリーズはいらない【増補改訂版】』（同）、『どう身を守る？放射能汚染』（同）、200万部のベストセラーとなった『買ってはいけない』（共著、金曜日）など。

プロブレムＱ＆Ａ
食品添加物《しょくひんてんかぶつ》から身《み》を守《まも》る
［自身と家族のために］

2023年２月5日　初版第１刷発行　定価1500円＋税

著　者　渡辺雄二 ©
発行者　高須次郎
発行所　緑風出版
〒113-0033　東京都文京区本郷2-17-5　ツイン壱岐坂
〔電話〕03-3812-9420　〔FAX〕03-3812-7262　〔郵便振替〕00100-9-30776
［E-mail］info@ryokufu.com
［URL］http://www.ryokufu.com/

装　幀　斎藤あかね　カバーイラスト　Nozu
組　版　R企画　印　刷　中央精版印刷
製　本　中央精版印刷　用　紙　中央精版印刷　E1200

ISBN978-4-8461-2220-1　C0336

◎緑風出版の本

■全国のどの書店でもご購入いただけます。
■店頭にない場合は、なるべく書店を通じてご注文ください。
■表示価格には消費税が加算されます。

新・ヤマザキパンはなぜカビないか
[誰も書かない食品&添加物の秘密]
渡辺雄二著
四六判並製
一九二頁
1600円

あらゆる加工食品には様々な食品添加物が使われている。例えば、ヤマザキパンは臭素酸カリウムという添加物を使いますが、これは発ガン性がある。本書ではこうした食品添加物を消費者の視点で見直す。大好評で全面改訂!

花王「アタック」はシャツを白く染める
[蛍光増白剤・合成界面活性剤は危ない]
渡辺雄二著
四六判並製
一七六頁
1500円

洗濯用洗剤、台所用洗剤には、多くの化学物質が含まれ、共通しているのが合成界面活性剤である。蛍光増白剤もいわく付きだ。石けんさえあれば、ほとんど用が足りる。本書ではこうした製品を取り上げ、安全性や毒性を解明する。

健康食品は効かない!?
[ふだんの食事で健康力アップ]
渡辺雄二著
四六判並製
一九〇頁
1600円

グルコサミン、コンドロイチン、ヒアルロン酸、テレビのCMでおなじみの、健康食品や特定保健用食品はホントに効くの? 本書は、これらの商品を個別に徹底分析し、ふだんの食事で健康力をアップさせる方法を提案。

化学毒物マヒ
―がん・アレルギーの真因に迫る
渡辺雄二著
四六判並製
一九二頁
1600円

プラスチック、合成繊維、合成洗剤、塗料、接着剤、農薬、食品添加物、医薬品などの化学物質は、私たちの生活を便利にした版面、現代病を引き起こしています。この現代病を克服するには、化学毒物を減らすしかない。現状と対策を考える。

喘息・花粉症・アトピーを絶つ
[真の原因を知って根本から治す]
渡辺雄二著
四六判並製
一七二頁
1600円

喘息の原因はダニなの? 花粉症が山里に少ないのはなぜ? アトピー性皮膚炎の原因は何? など悩みを抱える読者の疑問にやさしく答え、薬で回避する治療法から根本原因を取り除く、具体的な治療法や対策を伝授する。

プロブレムQ&A
危険な食品・安全な食べ方
［真の原因を知って根本から治す］
天笠啓祐著

A5変並製
一八四頁
１７００円

狂牛病、鳥インフルエンザ、遺伝子組み換え食品の問題など、食を取り巻く環境はますます悪化している。本書は、このような事態の要因を様々な問題を通して分析、食の安全と身を守るにはどうしたらよいかを具体的に提言する。

プロブレムQ&A
新 電磁波・化学物質過敏症対策
［克服するためのアドバイス］
加藤やすこ著／出村　守監修

A５変並製
二七二頁
１８００円

電磁波過敏症や化学物質過敏症が急速に増大し、苦しんでいる人が大勢いる。そんな過敏症に効く代替医療、食事療法、生活上の改善策、住宅対策などをアドバイスする。読者の要望に応え、最新知見をもとに全面的に書き改めた決定版！

プロブレムQ&A
アレルギーの人の家造り［増補二訂版］
［シックハウス・住宅汚染の問題と対策］
足立和郎著

A四六判並製
二〇〇頁
２０００円

有害建材・一般住宅の危険性を含め、自然素材やエコ建材、自然住宅やエコ住宅の問題点、室内汚染を回避する方法と対策、空気清浄器や代替品、アレルギーを起こす物質を封止する方法など解説。患者の目線にたった初めての建築本です。

香りブームに異議あり
ケイト・グレンヴィル著／鶴田由紀訳

四六判上製
二〇四頁
２２００円

香水などで頭痛が起きる著者が専門家の力をかり、医学論文や文献にあたり、問題の大きさと根深さを明らかにする。香りで体調をくずす人は全世界に大勢おり、放置すればアレルギー症状や化学物質過敏症などを引き起こす、重大な問題だ。

放射能に負けないレシピと健康法
大和田幸嗣著著

A５並製
八八頁
１０００円

福島原発事故から七年。政府は安全宣言を掲げているが、未だ、放射能汚染の危険は残されている。我が身は自分で守らねばならない。本書は放射能に負けない体を作るためのレシピや解毒方法、健康法を具体的に示す。

シックスクール問題と対策
加藤やすこ著

四六判並製
二四八頁
１８００円

無線ＬＡＮや香料などで、体調をくずし、学校にいけない子どもが全国にいる。海外でも集団訴訟や反対運動が起きている。個別の事例を検証しながら、どうすればすべての子どもが学校で学べるかを考える。

5Gクライシス

加藤やすこ著

四六判並製 一八八頁 1800円

二〇二〇年三月から5G＝第5世代移動通信システムが運用され始めた。5Gのイロハから懸念される健康影響、海外での反対運動と規制の取り組みを詳述、5G導入をこのまま進めていいのかを問う。また5G電磁波の防ぎ方も解説する。

牛乳をめぐる10の神話

エリーズ・ドゥソルニエ著／井上太一訳

四六判上製 二一六頁 2200円

医者や栄養士の間で論争になった牛乳。……乳製品は驚くほど様々な健康問題を引き起こすのです――B・スポック医学博士。牛乳は健康に良いと思われているが本当なのか？ 牛乳をめぐる驚くべき真実を明らかにする。

乳幼児ワクチンと発達障害

臼田篤伸著

四六判並製 二二四頁 1800円

自閉症・発達障害は生まれつきなのか？ 原因を追求し、様々な証拠から、乳幼児予防接種の乱用が自閉症・発達障害の激増の原因ではないかとの結論に至る。その根拠と仕組みを解説。どうすれば予防と解決できるかを提言する。

ビーガンという生き方

マーク・ホーソーン著／井上太一訳

四六判並製 二〇八頁 2200円

VEGAN＝ビーガンとは、動物搾取の産物を可能な限り一掃する考え方で、肉・乳・卵・蜂蜜・絹・革・毛皮・羊毛や、動物実験を経た化粧品を避け、動物搾取を推進する企業や研究に反対する社会運動であることを解説する。

プロブレムQ＆A

ゲノム操作・遺伝子組み換え食品入門

[食卓の安全は守られるのか?]

天笠啓祐著

A5変並製 二八〇頁 1900円

遺伝子組み換え、ゲノム操作とはどのようなもので、どんな危険性があるのか、現在の状況、対応策などをQ＆A形式でやさしく解説。入門書としても、現在、進行している状況を把握する本としても最適である。

ゲノム操作食品の争点

天笠啓祐著

四六判並製 二二二頁 1800円

食糧危機を解決するためと称し、ゲノム操作食品の開発が進んでいる。これには遺伝子組み換え食品への世界的反発があるが、この技術は生命や環境に対する計り知れない脅威を内蔵している。問題点をやさしく解説。